स्वास्थ्य एवं स्वस्थ जीवन

डॉ. सविता वर्मा
M.A. PhD, DHMS
अवकाश प्राप्त प्रोफेसर एवं विभाग अध्यक्ष,
मनोविज्ञान विभाग संत कोलंबा महाविद्यालय
हजारीबाग

ISBN 979-8-89322-991-2

Made with ♥ on the Notion Press Platform
www.notionpress.com

लेखिका

इस पुस्तक की लेखिका डॉ सविता वर्मा की चिकित्सा के क्षेत्र में विशेष अभिरुचि रही है। चिकित्सा की विविध विधाओं में से प्राकृतिक चिकित्सा घरेलू उपचार, घरेलू औषधि, होम्योपैथी एवं योगासन तथा ध्यान आदि विषयों का गहन अध्ययन इन्होंने सैद्धांतिक एवं व्यवहारिक दोनों ही स्वरुप में किया है।

उनकी शिक्षा रांची विश्वविद्यालय रांची में हुई, इन्होंने मनोविज्ञान में M.A. PhD तथा मनोवैज्ञानिक परामर्श का विशेष कोर्स उस्मानिया विश्वविद्यालय हैदराबाद से किया है, एवं होम्योपैथिक में डिप्लोमा कोर्स किया है। यह मनोविज्ञान के प्रोफेसर एवं विभागअध्यक्ष के पद पर रहने के पश्चात सेवानिवृत हो वर्तमान में मनोवैज्ञानिक परामर्श का कार्य कर रही हैं। स्वास्थ्य मनोविज्ञान पर कई सेमिनार का भी आयोजन इन्होंने किया है।

आकाशवाणी हजारीबाग में एक लंबी अवधि तक अतिथि मनोवैज्ञानिक के रूप में विभिन्न कार्यक्रमों में इन्होंने अपना योगदान दिया है। साथ ही सामाजिक कार्यों में भी इनकी विशेष सक्रियता रही है।

इनकी विविध रचनाओं का प्रकाशन "झारखंड एक्सप्रेस" एवं "आम आदमी पत्रिका नई दिल्ली, में होता रहा है। एक कविता संग्रह "मन मंजूषा" (*Mun Manjusha*) का प्रकाशन बुक लीफ पब्लिकेशन से प्रकाशित हुआ है।

इस पुस्तक में लेखिका ने स्वास्थ्य के विभिन्न पहलुओं, उन्हें प्रभावित करने वाले कारको (*Factors*) तथा स्वस्थ जीवन शैली व घरेलू उपचार का विस्तृत वर्णन किया है।

प्राक्कथन

स्वास्थ्य एवं स्वस्थ जीवन दोनों ही परस्पर आश्रित है। इसलिए अच्छे स्वास्थ्य के लिए स्वस्थ जीवन शैली का होना परम आवश्यक है। इस पुस्तक में इस मूल विषय का वर्णन है।

स्वास्थ्य के संदर्भ में मैंने देखा है कि व्यक्तियों की एक सामान्य अवधारणा है कि-

"एक निश्चित अवधि में शारीरिक व्याधि का होना अस्वस्थ होना है, तथा उसके उपचार के पश्चात रोग मुक्त हो जाना स्वस्थ हो जाना है ।"

लेकिन ऐसी अवधारणा का होना भ्रांतिपूर्ण है। शारीरिक व्याधियों का शिकार व्यक्ति अचानक नहीं होती है,बल्कि –

"जब धीरे-धीरे शरीर के तंतुओं में आने वाले विकार व्यक्ति की सामान्य शारीरिक क्रिया शैली में बाधक बनते हैं, तब वह रोग के रूप में प्रत्यक्ष दिखाई देता है। तत्पश्चात व्यक्ति स्वयं को रोगी समझ कर चिकित्सा की आवश्यकता महसूस करता है।"

वास्तविकता यह है कि व्यक्ति की जीवन शैली यदि स्वास्थ्यवर्धक हो तो व्याधि आने की स्थिति ही नहीं आएगी। अगर किसी प्रकार का रोग हो भी जाए तो उपचार में अधिक विलंब नहीं लगेगा, क्योंकि स्वस्थ जीवन शैली के कारण व्यक्ति के शरीर की रोग निरोधी क्षमता सुद्दढ़ होती है, जो शीघ्र स्वस्थ होने में सहायक होता है।

व्यक्ति के स्वास्थ्य से संबंधित एक बहुत ही महत्वपूर्ण कारक व्यक्ति की मनोस्थिति है।

स्वास्थ्य के इस मनोवैज्ञानिक पहलू की अवहेलना की जाती है। जबकि व्यक्ति केवल तंत्रिका तंत्र द्वारा निर्मित एक स्थूल स्वरूप शरीर नहीं है। मनुष्य के सारे क्रियाकलाप का संचालक उसकी मनोवैज्ञानिक विशेषताएं हैं।

"स्वास्थ्य हमेशा ही व्यक्ति की मनोस्थिति एवं शारीरिक अवस्था का एकीकृत एवं समन्वित स्वरूप है।"

कभी भी इन दोनों में से एक को अधिक महत्वपूर्ण नहीं समझा जा सकता है। मनोदैहिक विकार (*Psychosomatic disorder*) का कारण हमेशा ही व्यक्ति की मनोस्थिति होती है।

उदाहरण के लिए-

तनाव की स्थिति में सर दर्द होना, पाचन संबंधी विकृति होना तथा रक्तचाप का बढ़ना इन सभी शारीरिक विकार का कारण एकमात्र व्यक्ति की तनाव की मनोस्थिति है।

स्वस्थ जीवन के लिए शारीरिक एवं मानसिक दोनों पहलुओं को समान रूप से महत्व दिया जाना चाहिए शारीरिक स्वास्थ्य के लिए आवश्यक है कि निम्न बातों पर ध्यान दिया जाए-

1. मौसम एवं वातावरण के अनुकूल संतुलित भोजन किया जाना चाहिए।
2. दैनिक जीवन शैली स्वास्थ्यवर्धक होने चाहिए।
3. छोटी-छोटी घरेलू उपचार करके स्वस्थ रहने का प्रयास करना चाहिए।

स्वास्थ्य का दूसरा पहलू

"मनोवैज्ञानिक" पहलू है, इसके लिए भी व्यक्ति को हमेशा सतर्क रहना चाहिए। व्यक्ति का जीवन एक सामाजिक परिवेश में होता है। उसके समक्ष समस्याएं अनेकों प्रकार की आती है। कभी-कभी ऐसी विकट परिस्थिति आती है कि व्यक्ति स्वयं कोई निर्णय नहीं ले प।ता है। समाधान नहीं मिलने पर इसके दुष्परिणाम होने की भी संभावना हो जाती है। जैसे- चिड़चिड़ापन, निराशा, अवसाद आदि।

इस प्रकार की अवस्था में व्यक्ति को किसी मनोवैज्ञानिक से परामर्श लेना स्वयं के मानसिक स्वास्थ्य के लिए बहुत ही लाभकारी होता है। समस्या के समाधान में परामर्श एक मार्गदर्शन

का कार्य करता है, तथा व्यक्ति की अंतर्दृष्टि जागृत होती है। व्यक्ति किसी निराशा एवं अवसाद के शिकार होने से बच जाता है। उसका आत्मविश्वास भी बढ़ता है। अच्छे मानसिक स्वास्थ्य के लिए सुदृढ़ आत्मविश्वास होना भी परम आवश्यक है।

इस पुस्तक में स्वास्थ्य संबंधी इन्हीं बिंदुओं का वर्णन है । तथा यह प्रयास है, कि पाठक इसमें उल्लेख किए गए विषयों को पढ़कर लाभ प्राप्त करेंगे। इसमें वर्णित घरेलू उपचार व्यावहारिक रूप से अनुभव पर आधारित है।

एक विशेष एवं महत्वपूर्ण सुझाव यह है की कोई भी उपचार सभी व्यक्ति के लिए समान रूप से लाभकारी होगा, यह कभी भी आवश्यक नहीं होता है। क्योंकि प्रत्येक व्यक्ति की शारीरिक संरक्षण क्षमता स्वयं में विशेष प्रकार की होती है। इसलिए उपचार का भी प्रभाव अलग-अलग रूप से होता है । किसी भी उपचार को व्यवहार में लाने से पहले किसी विशेषज्ञ से सलाह लेना हितकर होगा।
इस पुस्तक में वर्णित स्वास्थ्य संबंधी सुझाव पाठक वृंद के लिए लाभकारी होगा, वे स्वस्थ प्रसन्न एवं दीर्घायु होंगे ऐसी शुभकामना के साथ -

लेखिका
डॉ सविता वर्मा

परिचय

इस पुस्तक मे स्वास्थ्य संबंधी विभिन्न पहलुओं का एक संकलन है । व्यक्ति के अच्छे स्वास्थ्य का तात्पर्य रोगमुक्त शरीर का होना नहीं होता है ।
बल्कि-

" मन (Mun) और शरीर का एक संतुलित संबंध स्वरूप ही स्वास्थ्य है । "

स्वास्थ्य निरंतर प्रवाहित एक "जीवन शक्ति " है । जिसका स्रोत व्यक्ति की जीवन शैली है ।

विश्व स्वास्थ्य संगठन ने स्वास्थ्य को निम्न रूप से वर्णित किया है -

"किसी व्यक्ति का केवल रोगमुक्त होना ही स्वस्थ होने का परिचायक नहीं है ,वरन व्यक्ति को सामाजिक , मानसिक , और शरीरिक रूप से सामान्य स्वरूप का होना स्वस्थ होना है ।"

स्वास्थ्य के विभिन्न पहलुओं में सर्वप्रथम शरीर को समझा जाता है ,जो स्नायु समूह से निर्मित है । किंतु यह शरीर कोई यांत्रिक संरचना नहीं है। इस शरीर की क्रिया शीलता सिर्फ तंतुओं पर निर्भर नहीं है।

इन स्थूल काय तत्वों से अलग एक सूक्ष्म तत्व व्यक्ति की मनो स्थिति एवं मनोवैज्ञानिक विशेषताएं हैं । जो उसके प्रत्येक व्यवहार को दिशा निर्देश प्रदान करती है ।

व्यक्ति के स्वास्थ्य के विकार में महत्वपूर्ण भूमिका मनोवैज्ञानिक तत्वों का होता है। कभी -कभी किसी व्याधि में स्नायु संबंधि विकृति नहीं रहने पर भी व्यक्ति व्याधि का शिकार होता है । जिसे मनोदैहिक विकार (*साइकोसोमेटिक डिसऑर्डर Psychosomatic disorder*) कहा जाता है ।

उदाहरण -

किसी परिस्थिति के कारण तनाव का सामना करने से व्यक्ति में निम्न शारीरिक विकारों की स्थिति आती है-

1. नींदनहींआना
2. पाचन संबंधी समस्या
3. भूख नहीं लगा
4. हृदय का धड़कन बढ़ जाना
5. निष्क्रियता महसूस करना

इस प्रकार स्वास्थ्य को कभी भी मात्र एक पहलू पर संपूर्ण रूप से व्याख्या करना एक भ्रामक विचारधारा होगी।

इस पुस्तक की रचना का उद्देश्य है-

1. सामान्य व्यक्ति को स्वास्थ्य के विभिन्न पहलुओं की जानकारी सरलतम शब्दों में उपलब्ध करवाना ।
2. अस्वस्थ करने वाले विभिन्न कारकों से व्यक्ति को अवगत कराना, जिससे अपने बचाव के लिए वह सचेत रहे।
3. शरीर की रोग निरोधी क्षमता को उत्कृष्ट रखने के लिए विभिन्न उपायों की जानकारी प्रदान करना ।

इन सभी विषयों की विस्तृत व्याख्या तीन अध्याय में विभाजित कर वर्णित की गई है।

प्रथम अध्याय में स्वास्थ्य के आधारभूत शारीरिक एवं मनोवैज्ञानिक पहलुओं का उल्लेख है।

शारीरिक पहलू से तात्पर्य शरीर की बाहरी एवं आंतरिक संरचना तथा उसके निर्धारक तत्व जैसे वंशानुक्रम एवं वातावरण आदि का उल्लेख है।
मनोवैज्ञानिक पहलुओं में उन मनोवैज्ञानिक विशेषताओं का वर्णन है, जो व्यक्ति को वातावरण से अवगत कराते हैं,तथा व्यवहार के लिए प्रेरित करते हैं।

व्यक्ति की मनोवैज्ञनिक स्थिति उसके स्वास्थ्य का एक बहुत ही महत्वपूर्ण पहलू है । व्यक्ति की इच्छा शक्ति उसे सक्रिय रखती है।

द्वितीय अध्याय में स्वास्थ्य को प्रभावित करने वाले कारकों का विवरण है, वह है :

1. जैविक कारक

जिसमें वंशानुक्रम तथा तांत्रिकीय संरचना आता है । उदाहरण के लिए-

अनेको बीमारियां जैसे- डायबिटीज ,रक्तचाप एवं अन्य कई बीमारियां वंशानुक्रम से आती है । इसलिए चिकित्सा करते समय में वंश इतिहास के द्वारा पूर्वजों के रोग की जानकारी लेकर तदनुकूल चिकित्सा की जाती है ।

इसी प्रकार शारीरिक संरचना में कभी -कभी तांत्रिकीय विकृति होती है ,जो कभी तो चिकित्सा से ठीक होता है, और कभी- कभी स्थाई विकृति होती है ।

2. मनोवैज्ञानिक कारक

इसके अंतर्गत मनोवैज्ञानिक विशेषताएं तथा व्यक्तित्व के गुण आते हैं । उदाहरण के लिए –

व्यक्तित्व का नकारात्मक गुण व्यक्ति की अस्वस्थ अवस्था होने का एक बहुत ही महत्वपूर्ण कारक है । व्यक्ति भौतिक वातावरण के प्रति प्रतिक्रिया और व्यवहार अपने व्यक्तित्व के स्वभाव के अनुरूप करता है ।

3. जीवन शैली

जिसके अंतर्गत "आहार" तथा "अनिद्रा की समस्या" का वर्णन है ।

वातवरण से सम्बन्धित कारकों मे "प्रदूषण तथा जलवायु" का उल्लेख है।

4. सामाजिक कारक

सामाजिक वातावरण जिसमें आर्थिक स्तर, सामाजिक परिवेश , उसके मौलिक नियम और विश्वास प्रणाली आता है।
समाज में प्राप्त स्वास्थ्य संबंधी सुविधाएं भी बहुत ही महत्वपूर्ण कारक है।

तृतीय अध्याय में एक उत्कृष्ट शारीरिक एवं मानसिक स्वास्थ्य के लिए विभिन्न मानदंडों एवं उपाय का वर्णन है ।

जैसे – उच्च स्तरीय स्वास्थ्यवर्धक जीवनशैली।

सकारात्मक व्यक्तित्व की विशेषताएं तथा स्वास्थ्य के लिए उसका महत्व। सुदृढ़ एवं आशावादी मनस्थिति।

विविध चिकित्सा पद्धतियां:

एलोपैथ ,होम्योपैथिक ,आयुर्वेद ,मनोवैज्ञानिक परामर्श ,लोगोंथेरेपी , मनो चिकित्सा आदि। आध्यात्मिक योगासन एवं ध्यान की क्रिया तथा हस्तमुद्रा द्वारा स्वास्थ्य लाभ ।

घरेलू उपचार एवं घरेलू औषधियां :

प्रकृति स्वयं एक औषधि स्वरूप है । अंत में उन संदर्भों का भी उल्लेख है जिनमें से इन तथ्यों को उद्धृत किया गया है।

Contents

अध्याय प्रथम

(PART ONE)

अध्याय प्रथम (PART ONE)

1. स्वास्थ्य क्या है ? (*What is Health?*)
    a. स्वास्थ्य के शारीरिक पहलू (*Physiological aspects of Health*)
    b. बाहरी एवं आंतरिक शारीरिक संरचना(*External and internal physiological structure)*

2. मनोवैज्ञानिक पहलू *(Psychological aspect)*
    a. चेतन *(Conscious)*
    b. अवचेतन *(Subconscious)*
    c. अचेतन *(Unconscious)*
    d. अहम *(ego)*
    e. उपाहम *(Id)*
    f. पराहम *(Super ego)*

3. स्वस्थ्य मनोस्थिति की विशेषताएं

स्वास्थ्य क्या है?

"आरोग्यं परम भाग्यं स्वास्थ्य सर्वार्थ साधनम् "
(Health is the biggest wealth in one's life .It is the only thing with which all the other thing can be achieved in life)

"स्वास्थ्य सर्वोपरि संपदा है जो सभी संपदाओं का साधन है"

क्या स्वास्थ्य या स्वस्थ रहने का तात्पर्य रोग मुक्त रहना है?

सामान्य धारणा है कि किसी प्रकार के शारीरिक कष्ट को स्वास्थ्य संबंधी विकार या अस्वस्थ होना समझा जाता है। रोगों की पहचान करना और उनका निराकरण करना तो सामान्य प्रक्रिया है, लेकिन कोई व्यक्ति स्वस्थ है एवं कितना स्वस्थ है यह कहना बहुत कठिन है।

विश्व स्वास्थ्य संगठन(*world health organization*) के अनुसार-

"किसी व्यक्ति का केवल रोग मुक्त होना ही स्वस्थ होने का परिचायक नहीं है। बल्कि उसका पूर्ण रूप से सामाजिक, मानसिक और शारीरिक स्तर पर सामान्य स्वरूप का होना स्वस्थ होना है।"
(A state of complete physical, mental and social well-being, not merely the absence of disease or infirmity)

रोग मुक्त रहना तो एक शारीरिक अवस्था है किंतु व्यक्ति का स्वस्थ रहना एक आंतरिक और बाह्य अवस्था है।

इसे एक उदाहरण के द्वारा स्वाभाविक रूप से समझा जा सकता है।

यदि कोई व्यक्ति शारीरिक रूप से किसी भी प्रकार के रोग का शिकार नहीं है एवं चिकित्सा विज्ञान(*Medical science*) के द्वारा किए गए परीक्षण(*physical test*) के आधार पर उसे कोई भी रोग नहीं है, किंतु उस व्यक्ति की शिकायत है कि वह अस्वस्थ है ।

वह कार्य करने में भी स्वयं को असमर्थ समझता है, साथ ही उसके परिवेश में रहने वाले व्यक्तियों को उसके व्यवहार से तथा उसके अभियोजन शैली से परेशानी होती है।

ऐसी स्थिति में व्यक्ति को पूर्ण रूप से स्वस्थ नहीं कहा जा सकता है।, क्योंकि व्यक्ति शारीरिक रूप से भले ही रोग मुक्त है, लेकिन उसे किसी प्रकार की मानसिक विकृति से ग्रस्त अवश्य ही माना जाएगा, क्योंकि अभियोजन संबंधी समस्या तथा व्यवहार की विकृति भी व्यक्ति के स्वास्थ्य का ही एक स्वरूप है।

इस प्रकार एक स्वस्थ व्यक्ति वह है-

"जो आंतरिक और बाहरी शारीरिक संरचना में सामान्य है साथ ही मानसिक रूप से भी पूरी तरह से सामान्य है।"

स्वास्थ्य के शारीरिक पहलू (physiological aspects of health)

स्वास्थ्य का पहला आधार व्यक्ति की बाहरी शारीरिक संरचना है। दूसरा स्वरूप उसके आंतरिक तंत्रिका तंत्र की संरचना है।

बाह्य शारीरिक संरचना (*external physiological structure*)- बाह्य शारीरिक संरचना के अंतर्गत शरीर के सभी अंगों का सामान्य एवं समुचित स्वरूप का होना है। साथ ही सभी अंगों का विकास समुचित ढंग से होना बाहरी शारीरिक स्वास्थ्य का परिचय है।

किसी भी व्यक्ति के स्वास्थ्य के सामान्य होने के लिए यह आवश्यक है, कि उसके सभी ज्ञानेंद्रिय एवं कर्मेंद्रिय समुचित ढंग से विकसित और क्रियाशील रहे ।यदि शारीरिक स्वरूप असामान्य हो तो यह भी अस्वस्थ होने का कारण हो सकता है।

असामान्य शारीरिक विकार के निराकरण के उपाय तो आधुनिक चिकित्सा पद्धति ने कई प्रकार के विकसित किए हैं। किंतु यह सभी प्रकार के विकार के लिए उपयोगी हो ऐसा आवश्यक नहीं है। बाहरी शारीरिक या आंतरिक शारीरिक विकार का निरीक्षण और परीक्षण संभव है साथ ही इस संदर्भ में अनेको प्रयास भी किया जा रहे हैं।

मानव शरीर-
आंतरिक संरचना(*human body internal structure*)

व्यक्ति की आंतरिक शारीरिक संरचना के अंतर्गत उसके तंत्रिका तंत्र (*Nervous system*) आते हैं।

तंत्रिका तंत्र की सबसे छोटी इकाई न्यूरोन (*Neuron*) है।

न्यूरॉन के तीन भाग होते हैं :

1. कोश शरीर (*cellbody*)
2. शाखाएं (*Dendrites*)
3. एगजन (*Axon*)

न्यूरॉन का मुख्य कार्य होता है कि जब भी शरीर का कोई अंग किसी उद्दीपन (stimulus) के संपर्क में आता है तो जो तंत्रिका आवेग (Nerve impulse) उत्पन्न होता है, उसे एक स्थान से दूसरे स्थान पर भेजना। इस कार्य में न्यूरोन के तीनों ही भागों की सक्रिय भूमिका होती है ।
यह न्यूरोन तीन प्रकार के होते हैं-

1. संवेदी न्यूरोन (*sensory neuron*)
2. क्रियवाही न्यूरोन (*Motor neuron*)
3. सहचार्य न्यूरॉन (*Association neuron*)

ज्ञानेंद्रिय से उत्पन्न तंत्रिका आवेग सुषुम्ना एवं मस्तिष्क तक इन्हीं न्यूरॉन्स के द्वारा पहुंचते हैं तथा ज्ञानेंद्रिय एवं कर्मेंद्रिय तक वापस इन्हीं न्यूरोन के द्वारा संदेश आते हैं ।

उदाहरण के लिए

यदि हमारी आंखों ने गुलाब का फूल देखा तो गुलाब के फूल ने हमारी आंखों को प्रभावित किया । गुलाब का फूल एक उद्दीपन है, जिसके फलस्वरूप रासायनिक तत्व के रूप में तंत्रिका आवेग उत्पन्न हुआ और यह तांत्रिक आवेग इन्हीं न्यूरोन के द्वारा हमारे मस्तिष्क में संवेदना पहुंचाती है ।

क्रियावाही न्यूरोन (*motor neuron*) के द्वारा मस्तिष्क से प्राप्त सूचना को क्रियावाही अंग जैसे हाथ पैर एवं अन्य ज्ञानेंद्रिय तक तंत्रिका आवेग के रूप में पहुंचता है। इस प्रकार संवेदी एवं क्रियवाही न्यूरोन क्रियाशील होते हैं।

सहचार्य न्यूरोन (*Association neuron*) यह वह न्यूरोन है, जो ज्ञानवाही एवं क्रियावाही न्यूरोन के बीच संबंध का कार्य करते हैं । अर्थात तंत्रिका आवेग के आदान-प्रदान में उनकी महत्व।पूर्ण भूमिका होती है।
इस प्रकार वातावरण की वस्तुओं एवं परिस्थितियों का ज्ञान एवं उसके प्रति प्रतिक्रिया इन्हीं न्यूरॉन्स के कारण होता है हमारे स्वस्थ्य जीवन के लिए इन न्यूरॉन्स का सही संचालन एवं सक्रिय होना आवश्यक है ।

शरीर की पूरी कार्य प्रणाली एवं स्वास्थ्य का संबंध तंत्रिका तंत्र (*Nervous system)* का सुचारू रूप से कार्य करने पर आधारित है है।

तंत्रिका तंत्र के दो मुख्य भाग हैं-

1. सुषुम्ना (*spinal cord*)
2. मस्तिष्क (*Brain*)

सुषुम्ना (Spinal cord)

सुषुम्ना तंत्रिका तंत्र में व्यक्ति के रीड की हड्डी है, जो गर्दन से कमर के नीचे के भाग तक जाती है। इसके अंतिम हड्डी को" टेल बोन (*Tail bone*)" कहा जाता है। इस सुषुम्ना से 31 जोड़े तांत्रिकाएं दाहिनी एवं बाई और (*Thirty one pairs of nerves right and left)* जाती है। सुषुम्ना शरीर के विभिन्न हिस्सों से आने वाले स्नायु प्रवाह के आवागमन का केंद्र है।

सुषुम्ना का मुख्य कार्य है शरीर के गले से नीचे के कार्य प्रणाली का संचालन करना। यह ज्ञानेंद्रिय से आने वाले तत्रिका आवेग (*Sensory nerve impulse*) को मस्तिष्क तक भेजता है, तथा मस्तिष्क से आने वाले रसायन द्रव्य (*Motor nerve impulse*) को कर्मेंद्रियां (*Motor organ*) तक भेजता है।

कुछ क्रियाएं स्वत ही संचालित होती है जिसे-

प्रतिवर्त (*Reflex action*) क्रियाएं कहते हैं।

जैसे तेज रोशनी आने पर आंखों का तुरंत बंद हो जाना कोई गर्म या चुभन वाली चीज के स्पर्श होते ही उससे प्रभावित अंग का तुरंत नियंत्रित हो जाना इस प्रकार का नियंत्रण सुषुम्ना के द्वारा होता है।

व्यक्ति के स्वस्थ रहने के लिए सुषुम्ना के कार्य प्रणाली का सुचारू रूप से होना परम आवश्यक है। इस प्रकार सुषुम्ना का सामान्य संरचना एवं स्वस्थ्य कार्य प्रणाली अच्छे स्वास्थ्य का आधार सूत्र है।

मस्तिष्क (*Brain*)

व्यक्ति के शरीर की संरचना का एक महत्वपूर्ण भाग मस्तिष्क(*Brain*) है। सभी प्रकार के उच्च स्तरीय मानसिक प्रक्रियाओं का संचालन मस्तिष्क के द्वारा होता है। वातावरण का ज्ञान उसके प्रति प्रतिक्रिया का निर्णय मस्तिष्क की कार्य प्रणाली पर ही निर्भर है।

मस्तिष्क के भाग(*Parts of Brain*)

i. वृहत मस्तिष्क (Cerebrum)
ii. लघु मस्तिष्क (Cerebellum)
iii. मेडुला (Medulla)
iv. सेतु (Pons)
v. थैलेमस (Thalamus)
vi. हाइपोथैलेमस(Hypothalamus)

वृहत मस्तिष्क (*Cerebrum*)

बृहद मस्तिष्क के द्वारा उच्च स्तरीय मानसिक प्रक्रियाएं(*Higher mental process*) जैसे सुनना, देखना, स्मृति, संवेदना, चिंतन एवं सीखना (*Hearing ,Vision ,Memory ,Sensation ,Thinking and Learning*) आदि क्रिया का संचालन होता है।

मस्तिष्क का कोई भाग किसी कारण से यदि क्षतिग्रस्त हो जाता है, तो व्यक्ति की जीवन की कार्य प्रणाली बाधित होती है, तथा शारीरिक एवं मानसिक असंतुलन उत्पन्न होता है। जिससे व्यक्ति का स्वास्थ्य प्रभावित होता है।

लघु मस्तिष्क (*Cerebellum*)

लघु मस्तिष्क वृहत मस्तिष्क के नीचे के भाग में स्थित है इसका काम शारीरिक संतुलन को बनाए रखना है।

मेडुला (Medulla)

मस्तिष्क का यह भाग बहुत ही महत्वपूर्ण है इसका संबंध सुषुम्ना से है। मस्तिष्क के उच्च केन्द्र में जाने वाले सभी तंत्रिका आवेग इसी हिस्से से होकर गुजरते हैं।

सेतु(Pons)

इसका स्थान मेडुला से ऊपर होता है।

थैलेमस (Thalamus)

इसकीआकृति अंडाकार होती है तथा तंत्रिका आवेग के संचालन में इस हिस्से का महत्वपूर्ण कार्य रहता है।

हाइपोथैलेमस (Hypothalamus)

इसका स्थान थैलेमस के ठीक नीचे है, इसके द्वारा शरीर के विभिन्न क्रिया का नियंत्रण होता है। शारीरिक संतुलन का कार्य भी इसी हिस्से से संपन्न होता है।

परिधिय तंत्रिका तंत्र (Peripheral nervous system)

केंद्रीय तंत्रिका तंत्र के अतिरिक्त शरीर में परिधीय तंत्रिका तंत्र है, जो शरीर के उन सभी क्रियाकलाप का संचालन करती है, जो केंद्रीय तंत्रिका तंत्र के द्वारा संचालित नहीं किए जाते हैं।

जैसे- आंखों की पुतली का तेज प्रकाश आते ही सिकुड़ जाना, हृदय की धड़कन का किसी अप्रत्याशित कारण से वृद्धि हो जाना आदि क्रियाओ का संचालन इसी तंत्रिका तंत्र के द्वारा होता है।

हमारे स्वस्थ्य जीवन के लिए इस तंत्रिका तंत्र का सुचारू रूप से क्रियाशील रहना आवश्यक है।

मानव ग्रंथियां (*Human glands*)

मानव शरीर की संरचना में कुछ ग्रंथियां भी है, जिनका कार्य शरीर में रसायन तत्व का संचार करना है। जिससे शरीर की क्रियाशीलता और विकास सामान्य तथा संतुलित रूप से होता रहता है।

यह ग्रंथियां (Glands) निम्नलिखित है-

i. एड्रिनल (Adrenal)
ii. पीयूष (Pitutary)
iii. योन ग्रंथि (Gonads)
iv. कंठ ग्रंथि (Thyroid)
v. पीनियल (Pineal)
vi. एंडोक्राइन (Endocrine)

ग्रंथियां (Gland)	**रसायन द्रव्य (Chemicals)**	**कार्य (Function)**
एड्रिनल (Adrenal)	एड्रीनलीन(Adrenalin)	संवेगात्मक व्यवहार(Emotional behavior)
योना (ग्रंथि Gonad)	गोनेड हार्मोन Gonad harmon	स्त्री एवं पुरुष जन्य शारीरिक विकास (Genetic trait development)
पीनियल(Pineal)	मेलाटोनिन(Melatonin)	कार्य करने की क्षमता प्रदान करता है (Work energy)
एंडोक्राइन (Endocrine)	इंसुलिन (Insulin)	शरीर में शर्करा की मात्रा का संतुलन करता है (Balance the sugar level in body)
कंठ ग्रंथि (Thyroid)	थायरोक्सिन (Thyroxin)	शरीर का विकास (Physical development)
पीयूष (Pituitary)	पिट्यूटीन (Pituitin)	शरीर के रक्तचाप एवं किडनी का संचालन क्रिया (Controls the blood pressure)

इन हारमोंस के सामान्य रहने पर शरीर का विकास सामान्य होता है। एवं शरीर स्वस्थ रहता है।

शरीर संबंधी कुछ समस्याएं जैसे-

मोटापा, प्रजनन समस्या, बौनापन(Dwarf), मधुमेह आदि समस्याएं इन्हीं ग्रंथियां के स्राव की अनियमितता के कारण होते हैं। इन अंतः स्रावी ग्रंथियां के अतिरिक्त कुछ कुछ अन्य बाहरी स्रावित ग्रंथियां(*External secretion gland*) भी होती है।

 जैसे अश्रु ग्रंथि(*Tear gland*), लार ग्रंथि (*Secretional gland*) आदि जो हमारे शरीर को स्वस्थ रखने के लिए महत्वपूर्ण है।

इन ग्रंथियां एवं तंत्रिका तंत्र का महत्व सिर्फ शारीरिक विकास एवं स्वास्थ्य तक सीमित नहीं है बल्कि व्यक्ति के मन की स्थिति पर भी इनका प्रभाव पड़ता है।

होमियोस्टैसिस क्रियाएं (*Hmeostasis system*)

होमियोस्टैसिस शरीर के अंदर होने वाली एक स्वत स्वाभाविक प्रक्रिया है। इस प्रक्रिया के द्वारा शरीर के आंतरिक अवस्था का संतुलन संरक्षण एवं नियमन स्वयं ही स्वाभाविक रूप से होता रहता है।

शरीर में बिना किसी बाहरी उपचार के स्वयं ही आंतरिक रूप से पुनरनवीकरण की प्रक्रिया चलती रहती है, जिससे शरीर के सारे अंग स्वस्थ एवं सक्रिय रहते हैं। शरीर की यह एक स्वाभाविक विशिष्टता है।

उदाहरण के लिए-

यदि कभी हल्की ठंड लग जाती है, थोड़ी देर के लिए शरीर की असामान्य स्थिति होती है, और फिर कालांतर में कभी-कभी यह स्वयं ही सामान्य हो जाता है। ऐसा इसी होमियोस्टैसिस कार्य प्रणाली के द्वारा होता है। होमियोस्टैसिस प्रक्रिया में किसी प्रकार के विकार आने से व्यक्ति के शारीरिक स्वास्थ्य में गिरावट होती है।

मनोवैज्ञानिक पहलू (Psychological factor)

व्यक्ति का शरीर सिर्फ तंत्रिका तंत्र से निर्मित कोई यांत्रिक संरचना मात्र नहीं है। स्थूल रूप से दिखाई देने वाला यह शरीर एक सूक्ष्म शक्ति से नियंत्रित और संचालित होती है ।, जिसे-

"मन *(Mind)"* कहा जाता है।

संस्कृत में मन के महत्व को वर्णित किया गया है –

"मन एवं मनुष्यनाम कारणम बंधन मोक्षयो बंधयम विषयासकते
मुक्तयौ निर्विषयम स्मृतम्।"

(अर्थात मन ही मानव के बंधन और मोक्ष का कारण है। वह विशेष आसक्ति मैं रहता है तो बंधन में रहता है। और निर्विषय हो तो मुक्त रहता है।)

संस्कृत के इस सूक्ति में मन को व्यक्ति के अवस्था का कारण माना गया है। जिसके कारण वह रुग्ण होता है, या स्वस्थ होता है।

मन एक अदृश्य शक्ति है। लेकिन वह व्यक्ति के शरीर के संचालन एवं उसके स्वास्थ्य के लिए एक महत्वपूर्ण स्थान रखता है। इसे हम व्यक्ति का मनोवैज्ञानिक पहलू कहते हैं।

इस मनोवैज्ञानिक पहलू के निम्नलिखित तत्व हैं –

1. चेतन (Conscious)
2. अवचेतन (Subconscious)
3. अचेतन (Unconscious)
4. अहम (Ego)
5. उपाहम (Id)
6. पराहम (Super ego)

व्यक्ति के स्वास्थ्य के लिए मनो स्थिति के इन पहलुओं में समन्वय होना आवश्यक है। जिससे व्यक्ति की समायोजन क्षमता सामान्य रहती है।

चेतन तत्व (Consciousness)

मन के इस तत्व का संबंध वास्तविक परिस्थिति से रहता है। चेतन स्तर पर व्यक्ति बाहरी स्थिति से अपने वातावरण से अवगत होता है। तथा समय के अनुकूल आचरण करके सामान्य व्यवहार करता है। जिससे उसका जीवन सफल और स्वस्थ रहता है।

अवचेतन (Subconscious)

मानव मन के इस हिस्से में वे विषय होते हैं ,जो चेतन अवस्था से लुप्त होकर आंतरिक सुप्तावस्था में कुछ क्षण के लिए चले जाते हैं। क्योंकि वास्तविक जगत में कुछ इच्छाएं परिस्थिति के अनुकूल नहीं रहती है और अवांछनीय होती है । वैसी इच्छाएं दमित होकर अवचेतन में चली जाती है।

इसके फलस्वरूप व्यक्ति की सामान्य वातावरण में अभियोजन की समस्या नहीं होती है। और व्यक्ति परिस्थिति के अनुकूल सफल अभियोजन कर सकता है । लेकिन यह दमित इच्छाएं अपनी परिवर्तित रूप में किसी न किसी तरह से अभिव्यक्त होते हैं-
जैसे स्वप्न (*Dream*), बोलने एवं लिखने की भूल (*Slip of tongue ,Slip of pen)* आदि हैं।

सिगमंड फ्रायड (*Sigmund Freud*) जो एक मनोविश्लेषक थे । मनोविज्ञान में मनोविश्लेषण सिद्धांत के(*Psychoanalytic theory*) जन्मदाता हैं। उन्होंने व्यक्ति के इस प्रकार के भूलों जिसमें अवचेतन की दमित इच्छाएं अभिव्यक्त होती हैं ,उसे दैनिक जीवन की भूल (*Psychopathology of every day life*) का नाम दिया है।

उनके सिद्धांत के अनुसार-

" यह भूल व्यक्ति को मानसिक संतुष्टि एवं व्यवहारिक संतुलन प्रदान करता है।"

जिससे व्यक्ति की मनोस्थिति सामान्य रहती है।

अचेतन (Unconscious)

यह मन का वह विशिष्ट भाग है जहां अवांछित तथा पूरी तरह अस्वीकृत इच्छाएं (Unacceptable desire) दमित होकर रहती है। इसमें व्यक्ति की पीड़ा दायक घटनाएं भी संरक्षित रहती है। जिसे भूल कर व्यक्ति सामान्य जीवन जीना चाहता है। कभी किसी विशेष परिस्थिति में सोच समझ कर ही व्यक्ति इसकी अभिव्यक्ति कर पता है। अन्यथा वह हमारे अचेतन में हमेशा के लिए संचित रहता है। लेकिन यह इच्छाएं समाप्त नहीं होती है।

अहम (Ego)

मानव मन का यह पहलू व्यक्ति की वैचारिक आंतरिक अवस्था है। व्यक्ति के सिद्धांत, विचारधारा का स्वरूप उसका अहम होता है।

"यह स्व आदर्श(Self ideology) है। "

इसका सीधा संबंध व्यक्ति के चेतन अवस्था से होता है। बाहरी जगत के नियम के अनुसार अपने विचारधारा के अनुकूल व्यक्ति विचारों की अभिव्यक्ति करता है, तथा व्यवहार करता है।

इस प्रकार व्यक्ति के अपने आदर्श, और बाहरी जगत का समन्वित स्वरूप उसका व्यवहार होता है। जिससे उसे आत्म संतुष्टि होती है । उसका समाज में समायोजन होता है। जिससे व्यक्ति की मनोस्थिति एवं शारीरिक स्थिति सामान्य रहती है और वह स्वस्थ रहता है ।

उपाहम (Id)

उपाहम मन का वह पहलू है, जिसमें व्यक्ति के मूल प्रवृत्ति से संबंधित इच्छाओं (instinctual desire) का संग्रह स्थल है। व्यक्ति की अनेकों इच्छाएं इस प्रकार की होती है कि , उसके वास्तविक स्वरूप में बाहरी जगत में सामाजिक स्वीकृति नहीं प्राप्त होती है। क्योंकि वह समाज के मानक (Social norms) के अनुकूल नहीं होते हैं।

लेकिन समय-समय पर व्यक्ति की यह आंतरिक इच्छा भी अभिव्यक्ति के लिए क्रियाशील होती है। जिससे एक मानसिक द्वंद्व की स्थिति आती है। और इस मानसिक द्वंद्व(*Mental conflict)* के समाधान के लिए व्यक्ति कुछ मनोरचनाओं (*Mental mechanism*) को अपनाता है, जिससे उसकी मानसिक स्वास्थ्य समृद्ध होती है।

यह मनोरचनाएं (*Mental mechanism*) हैं –
युक्तिकारण (*Rationalization*), प्रक्षेपण (*Projection*) आदि।

युक्तिकरण में व्यक्ति तर्क देकर के संतुष्टि   पाता है ।

जैसे-
अंगूर खट्टे हैं *(Grapes are sour)* प्रक्षेपण में अपनी बातें दूसरों पर आरोपित करता है। अर्थात अपनी बात को दूसरों के व्यक्तित्व में आरोपित कर देता है। इस प्रकार व्यक्ति की अभिव्यक्ति स्वयं अपने मनोस्थिति की होती है। लेकिन वह विशेषताएं दूसरों के नाम आरोपित होता है।

इस प्रकार मानसिक स्वास्थ्य के लिए मनोरचनाओं का प्रयोग एक सकारात्मक उपयोग होता है। जिससे व्यक्ति के मानसिक संघर्ष का समाधान होता है और व्यक्ति संतुष्ट रहता है।

पराहम (Super ego)

मानव मन का यह भाग नैतिक मूल्य (Moral values) का क्षेत्र है। व्यक्ति की वह इच्छाएं जो स्वाभाविक तथा आवश्यक भी है, लेकिन वातावरण

और परिस्थिति के लिए अभिव्यक्ति का सही समय नहीं होता है, तो पराहम व्यक्ति को ऐसा करने से रोकता है ।

नैतिकता की दृष्टि से व्यक्ति के व्यवहार को निर्धारित करने एवं सीमित करने का कार्य मन का यह पहलू करता है । पराहम के नियंत्रण से व्यक्ति के व्यवहार में संतुलन आता है। और सामाजिक प्रतिष्ठा मिलती है। इसका लाभ यह होता है कि व्यक्ति की मनोस्थिति स्वस्थ और संतुलित रहती है।

स्वस्थ मनोस्थिति की विशेषताएं
(*Characteristics of healthy mind*)

i. अभियोजन योग्यता (Adjustment ability)
ii. संवेगात्मक बुद्धि (Emotional intelligence)
iii. सकारात्मक ऊर्जा (Positive energy)
iv. आत्मविश्वास (Self confidence)
v. वास्तविकता का ज्ञान (Realistic)
vi. मनोवैज्ञानिक समन्वय (Psychological integration)

व्यक्ति के मानसिक स्वास्थ्य के लिए इन विशेषता का होना आवश्यक है। इस प्रकार के गुण वाले व्यक्ति सामाजिक सदभावना बनाकर रखते हैं जिससे उनके मानसिक और शारीरिक स्वास्थ्य अच्छे रहते हैं।

अध्याय द्वितीय

(PART TWO)

अध्याय द्वितीय (Part two)

1. स्वास्थ्य को प्रभावित करने वाले कारक (*Factors affecting health*)
    a. जैविक कारक (*Biological factor*)
    b. वंशानुक्रम (*Heredity*)
2. वंशानुक्रम क्या है? (*What is Heredity ?)*
    a. वंशानुक्रम से आने वाले रोग (*Hereditary disease*)
3. तंत्रिका तंत्र एवं शारीरिक संरचना संबंधी दोष (*Neural and Physical deformity)*
4. मनोवैज्ञानिक कारक (*Psychological Factor*)
    a. तनाव (*Stress*)
    b. तनाव के कारण (*causes of stress*)
    c. बुद्धि स्तर (*Level of intelligence*)
    d. व्यक्तित्व की विशेषताएं (*Personality characteristics*)
    e. व्यक्तित्व के प्रकार एवं गुण (*Types of personality and their traits)*
    f. नकारात्मक व्यक्तित्व (*Negative personality*)
5. जीवन शैली (*Life style*)
    a. आहार (*Food habit*)
    b. आलस्य (*Laziness*)
    c. अनिद्रा (*Sleeplessness*)-करण और दुष्परिणाम (*Causes and its side effect)*
6. वातावरण जन्य कारक (*Environmental factor*)
    a. प्रदूषण (*Pollution*) कारण एवं दुष्परिणाम (*Causes and side effects)*
    b. जलवायु (*Climate*)
7. सामाजिक कारक (*Social Factor*)
    a. स्वास्थ्य संबंधी सुविधाएं (*Facilities for maintaining good health)*
    b. सामाजिक परिवेश (*Social environment*)
    c. परिवार*(Family*)
    d. शिक्षण संस्थान (*Educational institutions*)
    e. कार्य स्थल (*Work place*)
    f. आर्थिक स्तर (*Economic status*)
    g. सामाजिक मान्यताएं एवं विश्वास (*Social belief system and norms)*

स्वास्थ्य को प्रभावित करने वाले कारक (*Factors affecting health*)

जैविक कारक (BIOLOGICAL FACTOR)

वंशानुक्रम (*Heredity*)

व्यक्ति के शारीरिक एवं बौद्धिक (*Physical and intellectual*) मूल गुण स्वरूप एवं विशेषताएं जो जन्म के साथ ही माता-पिता तथा उनके पूर्वजों के कारण प्राप्त होता है, उसे ही वंशानुक्रम (*Heredity*) कहते हैं।

किसी भी मानव शरीर के निर्माण में क्रोमोजोम्स (*chromosomes*) जो उनके माता-पिता के गुणसूत्र के द्वारा आते है,। व्यक्ति का शारीरिक आकार प्रकार, उसकी मनोवैज्ञानिक विशेषताएं, बौद्धिक क्षमता एवं अन्य कौशल सभी विशिष्ट गुण इस गुणसूत्र से स्थानांतरित होते हैं।

यह स्थानांतरण न सिर्फ बाह्य शारीरिक और मनोवैज्ञानिक गुण एवं विशेषता का होता है ,बल्कि शारीरिक और मनोवैज्ञानिक विकारों का भी होता है। व्यक्ति में जब भी किसी प्रकार का शारीरिक या मानसिक रोग होता है तो चिकित्सक चिकित्सा के समय वंशानुक्रम के रोग एवं उसकी जीवन इतिहास को देखते हैं। क्योंकि बहुत ऐसी बीमारियां है जो वंशावली से आती है।

वंशावली से आने वाले अनेक रोग (*Hereditary disease*) है, जिन्हें हम निम्न रूप से वर्णित कर सकते हैं।

1. वात रोग (Arthritis)
2. विस्मृति रोग (Alzheimer)
3. कैंसर (Cancer)
4. विक्षिप्तता (Dementia)
5. उच्च रक्तचाप (High blood pressure)
6. हृदय रोग (Heart disease)

चिकित्सा विज्ञान में यह देखा गया है कि इन व्याधियों का कारण अधिकांश रूप में वंशानुक्रम होता है। मानसिक व्याधि भी अधिकांश उदाहरण में वंशानुक्रम से आता हुआ देखा गया है।

जैसे-
शिजोफ्रेनिया, हिस्टीरिया, डिप्रेशन एवं चिंता मनोविकृति (*Schizophrenia,Hysteria ,Depression Anxiety neuroses)* आदि रोग को विशेष रूप से वंशानुक्रम से प्रभावित देखा गया है।

तंत्रिका संबंधी संरचना (Neural Structure)

तंत्रिका तंत्र एवं शारीरिक संरचना संबंधी दोष (*Neural disorderand physical disability)*

व्यक्ति के स्वस्थ रहने के लिए उसकी तंत्रिका तंत्र संबंधी संरचना एवं बाहरी शारीरिक अंग संबंधी संरचना का सामान्य होना बहुत आवश्यक है।

मुख्य रूप से मस्तिष्क *(Brain)* की संरचना और विकास का सामान्य होना बहुत ही आवश्यक है। क्योंकि व्यक्ति के सारे क्रियाकलाप मस्तिष्क से नियंत्रित और संचालित होते हैं।
इसी प्रकार आंतरिक शारीरिक संरचना जैसे अमाशय, किडनी, हृदय एवं ग्रंथियां आदि का भी सामान्य स्वरूप होना स्वस्थ शरीर के लिए आवश्यक है ।

व्यक्ति के ज्ञानेंद्रिय *(Sense organs)* एवं कर्मेंद्रिय *(Motor organ)* आदि की संरचना में किसी प्रकार का विकार या विकासात्मक असामान्यता व्यक्ति के स्वास्थ्य का एक बाधक कारक होता है।

शारीरिक या मानसिक असामान्यता जन्म के समय से हो, या कालांतर में किसी अन्य कारण से विकृति का आना , दोनों ही स्थिति में स्वास्थ्य के लिए यह सभी एक अवरोधक कारक है ।

मनोवैज्ञानिक कारक (Psychological Factor)

तनाव (*Stress*)

वर्तमान समय में "तनाव" शब्द बड़ा ही व्यापक एवं सर्व परिचित विषय है। छोटे बच्चों से लेकर वृद्ध तक किसी न किसी कारण से तनाव ग्रस्त हैं। बचपन का तनाव भले ही क्षणिक होता है । बच्चे आपस में किसी छोटी बात पर झगड़ लेते हैं एवं क्रोध करते हैं। और फिर थोड़ी देर तनाव की स्थिति में रहते हैं।

लेकिन यही तनाव की स्थिति यदि ज्यादा समय के लिए हो तो वह स्वास्थ्य के लिए हानिकारक होता है । छोटे बच्चे व्यक्त नहीं करते हैं, लेकिन इस तनाव का प्रभाव उनके क्रियाकलाप पर पड़ता है, और स्वास्थ्य भी प्रभावित होता है।

इसी प्रकार युवाओं में और वृद्धो में भी यदि तनाव की स्थिति रहती है, तो उनकी स्थिति ज्यादा जटिल होती है। क्योंकि उत्पन्न तनाव अधिक समय तक उन्हें प्रभावित करता है। जिससे उनका स्वास्थ्य धीरे-धीरे विकृत हो जाता है ।

संस्कृत में एक श्लोक है-
जिसका अर्थ है-

"चिंता और चिता इन दो शब्दों में एक बिंदु मात्र का अंतर है। किंतु चिता निर्जीव अर्थात मृत शरीर को जलाती है और चिंता जीवित को ही जला देती है ।"

आधुनिक युग में व्यक्ति की अनेक व्याधियों का मूल कारण उसका तनाव है।

"तनाव" एक अमूर्त कारक है । लेकिन इसका प्रभाव और परिणाम शरीर पर स्पष्ट रूप से दिखाई देता है। तनाव की उत्पत्ति का स्रोत हमेशा ही बाहरी स्थिति (*External situation*) होता है। लेकिन परिस्थितियों के प्रति प्रतिक्रिया (*Reaction to the situation*) हमेशा ही आंतरिक

विशेषताओं अर्थात व्यक्तिगत विशेषताओं (*Individual traits*) पर निर्भर करता है।

जीवन में परिस्थिति प्रतिकूल होगी कठिनाइयां आएंगी लेकिन इसके प्रति व्यक्ति की प्रतिक्रिया क्या होगी यह इसके व्यक्तित्व के विशेषताओं द्वारा निर्धारित होता है।

महाकवि जयशंकर प्रसाद ने लिखा है-

"पथ क्या पथिक कुशलता क्या जिस पथ पर बिखरे शूल न हो,
नाविक की धैर्य परीक्षा क्या यदि धारा ए प्रतिकूल न हो।"

जयशंकर प्रसाद की इन पंक्तियों में स्थिति की चुनौतियों को स्वीकार कर जीवन शक्ति को सुदृढ़ करने की एक अद्भुत प्रेरणा दी गई है। यदि सत्यता के संदर्भ में जीवन को देखा जाए तो कठिनाइयां जीवन को दिशा देती है ।तथा निर्णय की शक्ति को विकसित करती है।

प्रत्येक व्यक्ति बाहरी शारीरिक स्वरूप में केवल एक समान होता है किंतु आंतरिक रूप से शारीरिक और मनोवैज्ञानिक दोनों ही स्तर पर अपने आप में विशेष होता है।

तनाव के स्रोत को यदि हम देखें तो उसके निम्न स्रोत होते हैं-

1. वातावरण (*Environment*)
2. शरीर की अवस्था (*physical condition*)
3. व्यक्तित्व के गुण(*Personality characteristics*)

व्यक्ति का संपूर्ण जीवन ही इन्हीं तीन कारकों के अंतः क्रिया के बीच चलता है जीवन पर्यंत इन्हीं तीन कारकों के द्वंद्व और अंतरद्वंद का परिणाम "तनाव" होता है।

परिवेश (Environment)

व्यक्ति का परिवेश हमेशा ही उसका परिवार और समाज होता है। बचपन में परिवार तक सीमित होता है और जब वह थोड़ा बड़ा होता है तो व्यक्ति परिवार से बाहर आता है। तब पास पड़ोस का समाज उसका परिवेश होता है यह परिवार और समाज व्यक्ति के जीवन और व्यक्तित्व में बहुत महत्वपूर्ण स्थान रखता है।

प्रसिद्ध मनोवैज्ञानिक एडलर (*Adler*) एवं एरिक फ्रॉम (*Erich fromm)* ने व्यक्ति के जीवन में परिवार का समाज के महत्व को अपने अध्ययनों में बहुत ही प्रभावशाली पाया है।

किशोरावस्था में तनाव का कारण भाई बहन के बीच परस्पर संबंध एवं माता-पिता का प्यार होता है। माता-पिता यदि भरपूर स्नेह नहीं देते हैं और उसकी उपेक्षा करते हैं। तो इसका प्रभाव बच्चों के व्यक्तित्व के विकास पर पड़ता है।

कभी-कभी तनाव के कारण बच्चे स्वयं में निषेधात्मक गुण (*Negative traits*) विकसित कर लेते हैं जैसे- क्रोध ज्यादा करना आक्रामक व्यवहार करना (*Aggressive behavior*) आदि है। जिनके कारण उन्हें बचपन से ही समायोजन की समस्या आने लगती है।

युवावस्था(Juvenile stage)

जीवन का एक दूसरा आयाम है। इस उम्र में बच्चों के हम उम्र के साथियों का उन पर बहुत अधिक प्रभाव पड़ता है, जो उनके व्यक्तित्व के निर्माण में महत्वपूर्ण भूमिका निभाता है। बच्चों के आपसी संबंध यदि सौहार्द पूर्ण होते हैं तो तनाव कम होता है साथ ही एक सकारात्मक व्यक्तित्व का निर्माण होता है। जिससे तनाव कम होता है तथा समझौता करने की प्रवृत्ति विकसित होती है।

व्यक्ति के अच्छे स्वास्थ्य के लिए यह एक बहुत ही सहायक तत्व होता है।

वयस्क अवस्था (Adulthood)

यह व्यक्ति की एक परिपक्व अवस्था है। इस समय शिक्षा के साथ-साथ व्यवसाय की भी जिम्मेदारी होती है। व्यक्ति एक स्वतंत्र सामाजिक और पारिवारिक दायित्व के साथ जीवन जीता है। उसके सामने कार्य स्थल में अभियोजन की समस्या होती है। परिवार में सौहार्द बनाए रखने की जिम्मेदारी होती है। और इसी प्रकार अनेकों चुनौतियां का सामना उन्हें करना पड़ता है।

इन परिस्थितियों में यदि वह दूरदर्शिता एवं धैर्य से काम नहीं करता हैं तो तनाव ग्रस्त जीवन हो जाता है। जो कई बीमारियों का कारण बनता है।

वृद्धावस्था

जीवन का तीसरा पड़ाव वृद्धावस्था होता है, जिसमें व्यक्ति एक नए परिवेश में एक परिवर्तित जीवन शैली के साथ स्वयं को पाता है। उसकी शारीरिक शक्ति कम हो जाती है। वृद्ध व्यक्ति के विचारों को वर्तमान पीढ़ी स्वीकार नहीं करती है। उनके अंदर स्वयं में विचारों का अंतर द्वंद्व चलता है। जिसके परिणाम स्वरूप अभियोजन संबंधी समस्याएं आती है।

वृद्धो के पास अपनी पहचान को खोने का तनाव होता है।

वे स्वयं को संवेगात्मक रूप से असुरक्षित महसूस करते हैं। इन्हीं आंतरिक भाव और तनाव में उनका स्वास्थ्य गिरता जाता है। वह स्वयं को शारीरिक रूप से कमजोर समझने लगते हैं ।और मनोवैज्ञानिक रूप से भी अपने को असमर्थ समझने लगते हैं ।इस प्रकार उनका मानसिक और शारीरिक दोनों ही स्वास्थ्य खराब हो जाता है ।

वर्तमान सामाजिक ताना-बाना में संचार तकनीकी (*Information technology*) ने आपसी संवाद के स्वरूप को बहुत बदल दिया है। संवेगात्मक संबंध का अभाव हो गया है ।समाज में एक संवेदन शून्यता (*Emotional crisis*) की अवस्था में व्यक्ति स्वयं को महसूस कर रहा है, जिससे तनाव और भी ज्यादा बढ़ता हुआ दिखाई देता है।

शारीरिक अवस्था (Physical condition)

व्यक्ति का शारीरिक स्वास्थ्य यदि किसी कारण से खराब हो तो वह भी तनाव का एक कारण होता है। ।इसी तरह अगर किसी प्रकार के अंग संबंधी दोष हो तो वह भी तनाव का कारण होता है।

व्यक्तित्व के गुण (Personality characteristics)

बाहरी वातावरण के प्रति प्रतिक्रिया हर व्यक्ति की बिल्कुल अलग स्वरूप की होती है। क्योंकि बाहरी स्थिति के प्रति व्यवहार करना व्यक्ति के व्यक्तित्व की विशेषताओं पर निर्भर करता है।

परिस्थिति समान होगी लेकिन प्रतिक्रिया अलग अलग प्रकार की होगी, क्योंकि हर व्यक्ति अपने आप में विशिष्ट होता है। तनाव की मात्रा और प्रतिक्रिया का स्वरूप क्या होगा यह हमेशा ही व्यक्ति की व्यक्तित्व की विशेषता निर्धारित करता है।

व्यक्तित्व के निम्न स्वरूप हो तो व्यक्ति में तनाव ज्यादा होता है-

1. सहनशीलता की कमी (Lack of tolerance)
2. संवेगात्मक असुरक्षा (Emotional insecurity)
3. नकारात्मक आत्म संप्रत्यय (Negative self image)
4. अत्यधिक महत्वाकांक्षा Over ambitious)

व्यक्ति की वातावरण संबंधी परिस्थिति उसके नियंत्रण में नहीं होती हैं ,लेकिन व्यक्तित्व की विशेषताएं एवं उसकी आंतरिक क्षमता के अनुरुप बाहरी परिस्थितियों से सफलतापूर्वक अभियोजन कर सकता है। यदि व्यक्ति में सहनशीलता की कमी हो नकारात्मक आत्म संप्रत्यय हो या फिर संवेगात्मक और असुरक्षा हो, तो यह सब कारण तनाव उत्पन्न करते हैं।

इस प्रकार तनाव के कारण में व्यक्तित्व की विशेषताओं की बहुत महत्वपूर्ण भूमिका है।

तार्किक क्षमता एवं संवेगात्मक बुद्धि के अभाव में व्यक्ति अपने सामने आने वाले चुनौतियों के समाधान में बहुत परेशानी महसूस करता है ।साथ ही दुविधा पूर्ण स्थिति में स्वयं को पाता है, जिससे उसे तनाव होता है । यह तनाव व्यक्तित्व के विघटन तथा नकारात्मक आत्म संप्रत्यय का कारण बनता है। इससे व्यक्ति का मानसिक और शारीरिक स्वास्थ्य बहुत प्रभावित होता है।

तनाव से होने वाले शारीरिक एवं मनोवैज्ञानिक प्रभाव (*Physical psychological impact*) निम्नलिखित है-

1. संवेगात्मक असंतुलन (Emotional instability)
2. विवेक शून्यता (Loss of reasoning)
3. शिथिलता (Dullness)
4. सुझाव ग्रहण शीलता (Acceptance)
5. निराशा (Frustration)
6. हीन भावना Inferiority)
7. चिड़चिड़ापन (Irritation)
8. अवसाद (Depression)

इसके अतिरिक्त तनाव से अनेकों शारीरिक समस्याएं उत्पन्न होती है। जैसे-

1. भूख नही लगना (Loss of appetite)
2. अनिद्रा (Sleeplessness)
3. अनियमित रक्तचाप (Irregular blood pressure)
4. थकान (Tiredness)
5. सर दर्द (Headache)
6. निष्क्रियता (Inactiveness)

तनाव हमेशा ही व्यक्ति के मानसिक और शारीरिक स्वास्थ्य का विघटन करता है। शारीरिक शक्ति की कमी होती है। मानसिक द्वंद्व होता है।

जिससे जीवन जीने की मूल प्रवृत्ति (*Life instinct*) कमजोर हो जाती है।

व्यक्ति हताश निराश होकर अनेक प्रकार के मानसिक व्याधियों का जैसे–

चिंता मनोविकृति, शिजोफ्रेनिया आदि का शिकार हो जाता है। इसी प्रकार अनेकों मनोदेहिक रोग (*Psychosomatic disorder*) भी उसे घेर लेते हैं। इसलिए तनाव स्वास्थ्य के विघटन का एक बहुत महत्वपूर्ण कारण बन जाता है ।

बुद्धि स्तर (Intelligence level)

व्यक्ति की बौद्धिक क्षमता उसके व्यवहार उसके सोचने समझने की क्षमता तथा समायोजन को बहुत अधिक प्रभावित करता है। Wechsler (1944) बुद्धि की व्याख्या करते हुए कहा-

" बुद्धि व्यक्ति की शक्तियों का समुच्चय या सार्वभौम क्षमता है, जिससे व्यक्ति अपने सारे क्रियाकलाप करता है। तथा समाज और वातावरण में उसका सफल अभियोजन होता है "

(Intelligence is the aggregate or global capacity to an individual to act purposefully to think rationally and to deal effectively with his environment)

बौद्धिक स्तर पर अधिकांश व्यक्ति सामान्य बुद्धि का होता है। कुछ सामान्य से ऊपर विशिष्ट बुद्धि के होते हैं। तथा कुछ सामान्य से निम्न बुद्धि के होते हैं। बौद्धिक क्षमता का वर्गीकरण निम्न प्रकार से किया गया है-

बुद्धि लब्धि (IQ)	**बुद्धि स्तर(Level of intelligence)**
130+	अति प्रतिभाशाली (VERY SUPERIOR)
120--129	प्रतिभाशाली (Superior)
110 -119	उत्तम बुद्धि (Bright)
90-109	सामान्य बुद्धि(Average)
80 89	कम बुद्धि (Below normal)
70 -79	सीमा बुद्धि(Moron)
Below 70	मंदबुद्धि (Mentally retarded)

बुद्धि क्षमता मापन विधि से व्यक्ति की बुद्धि क्षमता को जाना जा सकता है। और तब उसके व्यावहारिक कठिनाई का करण भी जाना जा सकता है ।क्योंकि व्यक्ति के अभियोजन में उसके व्यवहार में उसकी बुद्धि का महत्वपूर्ण योगदान होता है। व्यक्ति अपने दैनिक जीवन के क्रियाकलाप भी अपनी बौद्धिक क्षमता के अनुसार करता है।

यह बौद्धिक क्षमता वंशानुक्रम तथा वातावरण दोनों से ही निर्धारित होता है जुड़वा बच्चों के ऊपर अध्ययन कर यह देखा गया की आईडेंटिकल जुड़वा (Identical twins)अर्थात वे बच्चे जिनका एक ही स्पर्म एवं एक ही अंडे से सृजन होते हैं किंतु दो भागों में विभाजित हो जाते हैं। उनके बुद्धि स्तर में बहुत अधिक समानता देखी जाती है। दोनों बच्चों को अगर अलग-अलग पाला जाता है, तब भी उनके बुद्धि स्तर में समानता देखी जाती है ।

फ्रेटरनल ट्विंस (*Fraternal twins*) वे बच्चे होते हैं जिनके गर्भाधान स्थापना एक ही समय में होता है। किंतु दोनों का सृजन अलग-अलग स्पर्म तथा अंडे से होता है। इस प्रकार के जुड़वा बच्चों का भी अध्ययन किया गया और इस बात की पुष्टि हुई की बुद्धि स्तर वंशानुक्रम से बहुत अधिक प्रभावित होता है।

व्यक्ति का वातावरण उनका पालन पोषण भी उनके बुद्धि के स्वरूप को निर्धारित करता है ।

एक अध्ययन में गर्भवती महिलाओं के दो समूह बनाए गए। जिसमें सभी प्रभावकारी कारक समान रखे गए सिर्फ भोजन के प्रकार में अंतर किया गया। देखा गया कि-

"वे महिलाएं जिनका संतुलित भोजन था उनके बच्चों की 'बुद्धि का स्तर' असंतुलित आहार वाले माता के बच्चों से कुछ ऊंचा स्तर का था ।"

व्यक्ति के जन्म के पश्चात का वातावरण भी उसके बुद्धि के स्वरूप को निर्धारित करता है।

जन्म के बाद जिन बच्चों के पास पर्याप्त संसाधन होते हैं ,उनके बुद्धि का विकास ज्यादा अच्छा होता है ।उनमें अभियोजन की विशेषता अधिक

कुशल एवं व्यवहारिक होती है। लेकिन जिन बच्चों का वातावरण समुचित नहीं होता है।

जैसे-
संवेगात्मक संरक्षण नहीं मिलता है ।

आर्थिक अभाव होता है ।
उन बच्चों की अभियोजन क्षमता बहुत अच्छी नहीं रहती है जिसका परिणाम होता है कई बार वह बच्चे हीन भावना के शिकार हो जाते हैं। तथा मानसिक रूप से वे अल्प बुद्धि जैसा व्यवहार करने लगते हैं।

किसी व्यक्ति की बौद्धिक जागृति एवं उसका स्वास्थ्य केवल उसके लिए महत्वपूर्ण नहीं होता है बल्कि समाज परिवार और उसके पूरे परिवेश के लिए महत्वपूर्ण होता है। क्योंकि वह अपने समाज के स्वस्थ रहने के लिए भी प्रयत्नशील होता है। एक उत्कृष्ट नागरिक स्वयं भी स्वस्थ रहना चाहता है और समाज को भी उत्कृष्ट रखना चाहता है।

व्यक्तित्व की विशेषताएं (Personality characteristics)

व्यक्ति का व्यक्तित्व सिर्फ उसका बाहरी स्वरूप नहीं होता है बल्कि उसकी आंतरिक मनोवैज्ञानिक विशेषताएं मिलकर उसके व्यक्तित्व का निर्माण करती है ।एक मनोवैज्ञानिक आलपोर्ट ने व्यक्तित्व को निम्न रूप से वर्णित किया है-

" व्यक्तित्व व्यक्ति के मनोशारीरिक गुण एवं विशेषता का एक गत्यात्मक संगठन है, जो वातावरण में उसका अनोखा अभियोजन निर्धारित करता है"

(Personality is the dynamic organization within the individual of those psychophysical systems that determines his unique adjustment to the environment)

सामान्यतया चिकित्सा विज्ञान व्यक्ति के स्वास्थ्य संबंधी जानकारी के लिए उसकी वंशावली तथा विभिन्न परीक्षणों के द्वारा आंतरिक अवयव संबंधी विकारों को जांच कर उसके स्वास्थ्य की विस्तृत विवरण प्राप्त करता है।

लेकिन, व्यक्ति सिर्फ तंत्रिका तंत्र से निर्मित एक जैविक स्वरूप का प्राणी नहीं होता है। बल्कि उसकी एक मनोवैज्ञानिक विशेषता होती है। और यह मनोवैज्ञानिक स्वरूप व्यक्ति के व्यवहार चिंतन और स्वास्थ्य को बहुत अधिक प्रभावित करता है। इस मनोवैज्ञानिक स्वरूप के निर्माण में कई कारक सन्निहित होते हैं। जैसे-

1. पूर्व अनुभव(Past experience)
2. संवेदनात्मक क्षमता(Sensibility)
3. एवं संवेगात्मक मूल्य(Emotional values)

मनोवैज्ञानिक कारक बाहरी स्थिति तथा उनके प्रति प्रतिक्रिया के बीच में कार्य करते हैं ।

प्रत्येक व्यक्ति की मन की चेतना (Psycho consciousness) अलग-अलग होती है। यदि व्यक्ति के प्रतिक्रिया के पूर्ण स्वरूप का वर्णन करें तो वह इस प्रकार होगा -

उद्दीपन बाहरी वातावरण+ व्यक्ति की ज्ञानेंद्रिय+ मनोवैज्ञानिक विशेषताएं = व्यक्ति का व्यवहार

Stimulus external +Sense organ+ Psychological = Behavior Environment characteristics

इस प्रकार जब कोई बाहरी वस्तु व्यक्ति के ज्ञानेंद्रिय के संपर्क में आता है, तो न सिर्फ तंत्रिका तंत्र प्रभावित होता है बल्कि व्यक्ति की मनोवैज्ञानिक विशेषताएं जो उसकी अपनी एक विशेष अनोखी विशेषता है। वह भी सक्रिय हो जाती है। उनकी विशेषता उसके व्यवहार और प्रतिक्रिया का निर्णय लेती है।

व्यक्ति के अनोखे व्यक्तित्व के निर्माण के मुख्य चार कारक होते हैं-

1. वंशानुक्रम (Heredity)
2. मूल प्रवृत्ति (Instinct)
3. भौतिक वातावरण (Physical environment)
4. सामाजिक वातावरण (Social environment)

व्यक्ति का व्यक्तित्व इन्हीं चारों विषयों के अंतः क्रिया (Interaction) का प्रतिफल है। इसी के कारण हर व्यक्ति अपने आप में विशेष होता है। क्योंकि यह चारों कारक प्रत्येक व्यक्ति के लिए किसी न किसी रूप में बिल्कुल भिन्न होते हैं।

मनोवैज्ञानिकों ने व्यक्ति की शारीरिक विशेषताओं के आधार पर मनोवैज्ञानिक विशेषताओं में सह संबंध पाया है।

शेल्डन(SHELDON) नमक मनोवैज्ञानिक ने व्यक्ति के शरीर के बनावट के अनुसार उनका स्वभाव बताया है। उन्होंने शारीरिक आकार और स्वभाव को निम्न रूप में वर्गीकृत किया है-

1. **एंडोमोरफि (Endomorphy)-** इस वर्ग के अंतर्गत आने वाले व्यक्ति शरीर से थोड़े मोटे होते है ऐसा व्यक्ति आराम तलब (relax), सामाजिक(social) एवं हंसमुख (Happy mind) स्वभाव वाला होता है।
2. **मेसोमोर्फी (Mesomorphy)-** इस प्रकार के शारीरिक आकृति वाले व्यक्ति का शरीर सुडौल होता है तथा वह सक्रिय होते हैं । विचारों में इस प्रकार के व्यक्ति सकारात्मक होते हैं ।
3. **इक्टोमोरफी (Ectomorphy)-** इस श्रेणी के अंतर्गत आने वाले व्यक्ति दुबले पतले एवं शांत स्वभाव के होते हैं।

एक अन्य मनोवैज्ञानिक "KRETSCHMER" ने भी व्यक्ति के शारीरिक संरचना के अनुरूप उनका स्वभाव बताया है वह निम्न है-

1. **पिकनिक (Pyknic)** इस वर्ग के अंतर्गत आने वाले व्यक्ति थोड़े मोटे एवं भारी शरीर वाले होते हैं साथ ही यह निष्क्रिय स्वभाव के होते हैं।

2. **एथलीटक (Athletic)** इस श्रेणी के अंतर्गत आने वाले व्यक्ति स्थूल शरीर वाले तथा स्वभाव से साहसी होते हैं साथ ही प्रतिक्रियावादी (Aggressive) होते हैं।
3. **एस्थानक (Asthenic)** इस श्रेणी के अंतर्गत दुबले पतले शरीर वाले व्यक्ति आते हैं तथा उनका स्वभाव शांत और रचनात्मक होता है ।

इन सबसे अलग एक स्वरूप दिसप्लास्टिक (Dysplastic) भी बताया गया है जिन्हें उन तीनों में से किसी वर्गों में नहीं रखा जा सकता।

KRETSCHMER एक जर्मन मनोचिकित्सक(PSYCHIATRIST) रहे जिन्होंने मानसिक रोग से ग्रस्त व्यक्तियों पर अध्ययन किया और पाया की मानसिक रोगी का स्वभाव एवं शारीरिक संरचना में एक सहसंबंध होता है। इसी आधार पर उन्होंने व्यक्ति के शारीरिक संरचना और मानसिक स्वरूप के सहसंबंध की अवधारणा को प्रतिपादित किया।

मनोवैज्ञानिकों के अध्ययन से प्राप्त परिणाम या स्पष्ट करते हैं कि व्यक्ति का स्वभाव स्वास्थ्य दोनों अंतर संबंधित (interrelated) है।

व्यक्तित्व और स्वास्थ्य(Personality and health) पर प्राप्त शोध एवं उपलब्ध साहित्य(Research and literature) से यह स्पष्ट होता है कि व्यक्ति के व्यक्तित्व के गुण उसके स्वास्थ्य पर गहरा प्रभाव डालते है ।

व्यक्तित्व के गुण ही व्यक्ति की अभियोजन क्षमता को निर्धारित करता है। निषेधात्मक तथा समस्या पूर्ण स्वभाव वाले व्यक्ति समाज के अन्य लोगों के लिए भी समस्या पूर्ण स्थिति उत्पन्न करते हैं। जिससे एक तनावपूर्ण वातावरण बनता है ।

वैसे व्यक्ति स्वयं के लिए और अन्य व्यक्ति के लिए शांति में बाधक होते है। जिस कारण से एक तनाव उत्पन्न होता है ।और वह स्वास्थ्य के लिए हानिकारक होता है। इस प्रकार नकारात्मक व्यक्तित्व वाले व्यक्ति में अनेक नकारात्मक भावनाएं और विचार उत्पन्न होते हैं।

नकारात्मक व्यक्तित्व के स्वरूप निम्न होते हैं-

1. हठीला (RIGID)
2. शंकालु (Susceptible)
3. विरोधी स्वभाव(Adverse nature)
4. नकारात्मक स्वसंप्रत्यय (Negative self image)
5. अवास्तविक (Unrealistic)
6. आक्रामक (Aggressive)
7. संवेगात्मक अस्थिरता (Emotional instability)
8. पर पीड़क (sadistic)

इस प्रकार यह सारे नकारात्मक तत्व व्यक्तित्व के स्वरूप को नकारात्मक बनाते हैं। इससे व्यक्ति का शारीरिक और मानसिक स्वास्थ्य विकृत होता है। इस प्रकार के नकारात्मकता वाले व्यक्ति हमेशा ही शारीरिक और मानसिक समस्याओं से ग्रस्त रहते हैं।

उदाहरण के लिए

शंकालु व्यक्ति अपने स्वास्थ्य के लिए कुछ ऐसा भ्रम दृढ़ता से बनाकर रखता है जो कभी-कभी उसके लिए बहुत ही घातक हो जाता है।
जैसे किसी प्रकार के बीमारी की शंका मन में हो जाना फिर डॉक्टर के पास जाकर कहना कि मुझे ठीक प्रकार से देखिए मुझे यह बीमारी है।

डॉक्टर के कहने पर कि-" उसे कोई बीमारी नहीं है "

फिर भी वह विश्वास नहीं करता है। तथा स्वयं को रोगी समझता है।

इसी प्रकार नकारात्मक मानसिक वृत्ति वाले व्यक्ति हमेशा ही निराशा और अवसाद में डूबे रहते हैं। उनमें जिंदगी के प्रति वास्तविक दृष्टिकोण नहीं होता है। जिससे अपने जीवन में सफल नहीं हो पाते हैं ।और कभी कभी मनोदेहिक रोग के शिकार भी होते हैं तो कभी मानसिक रोग के शिकार होते हैं।

इस प्रकार व्यक्तित्व की विशेषताएं व्यक्ति को स्वस्थ रखने में बहुत ही महत्वपूर्ण भूमिका रखता है।

संवेगात्मक रूप से अस्थिर व्यक्ति के रक्तचाप में विचलन बहुत ज्यादा होता है।

हृदय संबंधी समस्या रक्तचाप संबंधी समस्या इस प्रकार के लोगों को बहुत अधिक होती है।

इसी प्रकार आक्रामक स्वभाव का व्यक्ति हमेशा ही उच्च रक्तचाप(High blood pressure) की समस्या से ग्रस्त रहता है। उसे नींद नहीं आती है, तथा अनेकों शारीरिक रोग से ग्रस्त होने की संभावना हो जाती है।

अनेक शोध परिणाम के आधार पर देखा गया है कि नकारात्मक व्यक्तित्व के गुण वाले व्यक्ति में स्वास्थ्य की समस्या बहुत अधिक होती है।

क्रोध एवं संवेग की स्थिति में एड्रेनल ग्लैंड(Adrenal gland) सक्रिय हो जाता है। इससे रसायन तत्व सामान्य से ज्यादा या कम होने लगता है, जिसका परिणाम उसके स्वास्थ्य पर बहुत अधिक पड़ता है।

निराशा की अवस्था में व्यक्ति में चिड़चिड़ापन, सर दर्द, भूख नहीं लगा तथा नींद नहीं आने की समस्या होती है ।

औद्योगिक स्थान एवं अन्य कार्य स्थल पर किए गए अध्ययन एवं सर्वेक्षण से यह परिणाम मिला की बाहरी वातावरण की स्थिति एक समान होने पर भी व्यक्तित्व की विशेषता के अनुसार व्यक्तियों की प्रतिक्रिया भिन्न-भिन्न होती है। व्यक्ति वातावरण में या तो अभियोजन करता है, या फिर समस्या उत्पन्न करता है। जिससे स्वयं व्यक्ति का अपना स्वास्थ्य प्रभावित होता है, तथा उसके सहकर्मियों का भी मानसिक और शारीरिक स्वास्थ्य प्रभावित होता है।

नकारात्मक व्यक्तित्व वाले व्यक्तियों में चिंता करने की प्रवृत्ति अधिक देखा गया है। मनोदैहिक विकृति(Psychosomatic disorder) पूर्ण रूप से व्यक्ति के अपने स्वभाव उसके विश्वास एवं उसके सोच का ही परिणाम होता है।

अवसाद में डूबा हुआ व्यक्ति हमेशा किसी न किसी शारीरिक व्याधि की शिकायत स्वयं में रखता है। कभी उसे सिर दर्द करता है, कभी उसे भूख

नहीं लगती है, इसी प्रकार कभी-कभी अनावश्यक ही कहता है कि उसे बुखार आ गया है।

लेकिन इन सभी शारीरिक व्याधियों का आधार उसके शरीर के तांत्रिक विकार से संबंध नहीं रखते हैं। यह सब उसके मन के विकार होते हैं। उसे अपने शारीरिक व्याधि का इतना विश्वास होता है, कि वह डॉक्टर की सलाह भी नहीं मानता है। उसे या भ्रम होता है कि उसकी देखभाल ठीक से नहीं की जा रही है।

कई बार तो व्यक्ति दूसरे से सहानुभूति पाने के लिए या परिवार के लोगों का ध्यान अपनी और आकृष्ट करने के लिए शारीरिक व्याधि का बहाना करता है, जो वस्तुतः उसके शारीरिक और मानसिक स्वास्थ्य के लिए हानिकारक होता है। लेकिन संवेगात्मक असुरक्षा से ग्रस्त व्यक्ति इस प्रकार के बहाने करता है।

इसलिए स्वस्थ मनोवैज्ञानिक स्वरूप का होना अच्छे स्वास्थ्य के लिए आवश्यक है।
कॉलमेंन (Coleman) ने कहा कि कई बार किसी कठिनाई या किसी अप्रिय स्थिति से बचने के लिए व्यक्ति किसी प्रकार की बीमारी का बहाना करता है, जिससे वह अभियोजन संबंधी तनाव से बचकर अपनी मानसिक संतुष्टि प्राप्त करता है, साथ ही मानसिक संघर्ष से बचता है ।लेकिन इस तरह के बहाने बनाकर कभी-कभी वह इसे सत्य समझ लेता है। यह विश्वास उनके शारीरिक और मानसिक स्वास्थ्य के लिए हानिकारक होता है।

नकारात्मक व्यक्तित्व वाले व्यक्ति की अभियोजन शैली (Adjustment skill) विघटनकारी या पलायणवादी (Escapist) होती है।

कभी-कभी अंतर्मुखी व्यक्तित्व वाले व्यक्ति का भी समाज में अंतर व्यक्तिक संबंध अच्छा नहीं रहता है ।जिससे उनमें एक अवसाद और निराशा का भाव बनता है। यह उनके स्वास्थ्य के लिए हानिकारक हो जाता है।

नकारात्मक व्यक्तित्व वाले व्यक्ति न सिर्फ स्वयं के लिए ही बल्कि समाज के लिए भी समस्या बन जाते हैं ।कभी-कभी तो उनकी नकारात्मक

अभिवृत्तियां उन पर इस तरह हावी हो जाते हैं कि वह असामाजिक तत्व के रूप में समाज विरोधी गतिविधियों में संलग्न हो जाते हैं।

इस प्रकार वह एक मनोविकारी व्यक्तित्व(Psychopathological personality) का व्यक्ति बन जाता है।

कभी-कभी व्यक्ति के व्यक्तित्व में FUGUE की भी स्थिति देखी जाती है जिसके अंतर्गत व्यक्ति अपनी पहचान भूलकर इधर-उधर घुमने चला जाता है। इस प्रकार की अवस्था व्यक्ति के स्वास्थ्य विघटन का बहुत बड़ा कारण होता है क्योंकि वह अपनी पुरानी पहचान को विस्मृति कर नए प्रकार की जीवन स्वरूप की स्थिति में आ जाता है जो पूरी तरह अनियोजित एवं अनिश्चित होता है। ऐसी स्थिति में स्वास्थ्य का सही रहना भी संभव नहीं हो पाता है।

जीवन शैली (Life style)

व्यक्ति की जीवन शैली का उसके जीवन में स्वास्थ्य के लिए बहुत ही महत्वपूर्ण स्थान है। इसके अंतर्गत निम्न पहलू आते हैं-

आहार (food habit)

चरक संहिता में लिखा है-

"शरीर और स्वास्थ्य के लिए हितकारी और उचित आहार बिहार करने वाले व्यक्ति 100 वर्ष की आयु प्राप्त करते हैं"

सूक्त 27/348

स्वस्थ रहने के लिए शरीर को सिर्फ भोजन की आवश्यकता नहीं होती, बल्कि पौष्टिक भोजन की आवश्यकता होती है। खाया हुआ भोजन तीन भागों में विभक्त हो जाता है-

1. स्थूल सारहीन अंश मल के रूप में बाहर आ जाता है।
2. मध्यम अंश शरीर के मांसपेशियों का निर्माण करता है, तथा रक्त रसायन तत्व बनता है।
3. खाने वाले पदार्थ के सूक्ष्म अंश से हमारी सूक्ष्म अवस्था मन, बुद्धि और ज्ञान का निर्माण होता है ।

इसलिए विकारी अशुद्ध भोजन से अशुद्ध मन तथा विकारी शरीर का निर्माण होता है। आवश्यकता से अधिक किया गया भोजन न केवल वजन बढ़ता है, बल्कि अनेकों रोगों का कारण भी बनता है।

जैसे –
मधुमेह वात रोग पेट संबंधी रोग(Diabetes, Arthritis Digestive disease) इत्यादि है।

भोजन यदि मौसम और जलवायु के अनुकूल नहीं होता है तो वह अच्छे स्वास्थ्य के बदले और अस्वस्थ कर देता है । भोजन प्रणाली में सबसे हानिकारक भोजन जंक फूड(junk food)है।

वह निम्न प्रकार के हैं-

- केक (cake)
- बिस्कुट (Biscuit)
- पैकेट की चीज (Packed food)
- चॉकलेट(Chocolate)
- मिठाइयां (Outside packed sweets)
- स्नैक्स (Mixture ,bhujia ,namkeen)
- प्रक्रिया फूड (Ready to eat food)
- पिज़्ज़ा (Pizza), बर्गर(Burger)
- पास्ता (Pasta), सैंडविच (Sandwitch), पेस्ट्री (Pastry)
- नूडल्स (Noodles), ब्रेड(Bread ,rusk),आदि है।

जंक फूड में स्वाद भले ही होता है, लेकिन पोषक तत्व बिल्कुल ही नहीं होता है। खाने से पेट भर जाता है। लेकिन शरीर में विषैला तत्व का संग्रह होने लगता है।

जिसका परिणाम होता है कि कम ही उम्र में लिवर, किडनी, हृदय रोग तथा कैंसर जैसे रोग का शिकार व्यक्ति हो जाता है ।
व्यक्ति में मोटापा आलसीपन तथा कोलेस्ट्रॉल की समस्या इन्हीं जंक फूड के कारण होती है।

इस प्रकार के फूड में शरीर की आवश्यकता से अधिक नमक चीनी एवं अन्य पदार्थ (Sugar salt and oil) होते हैं जो शरीर के पाचन तंत्र के लिए बहुत ही हानिकारक होता है।

फ्रिज (Fridge) में रखा हुआ भोज्य पदार्थ शरीर की रोग निरोधी क्षमता को कम करता है। फ्रिज के भोज्य पदार्थ में पोषक तत्व का विनाश हो जाता है ।

भोजन में स्थान मौसम जलवायु का ध्यान रखना आवश्यक है। अगर हम इनका ध्यान नहीं रखते हैं तो स्वास्थ्य में विघटन होने लगता है-

जैसे वर्षा ऋतु में जल दूषित हो जाता है, तथा वातावरण में जलवाष्प की मात्रा बढ़ जाती है। इस कारण से इस मौसम में साग सब्जी का प्रयोग निषेध किया गया है । हरी पत्तेदार सब्जियों का प्रयोग इस मौसम में स्वास्थ्य के लिए हानिकारक होता है।

आयुर्वेद में भोजन की मासिक नियमावली बनाई गई है उसका वर्णन इस प्रकार है-

" चैत मास में गुड वैशाख में तेल जेठ मास में पथ पर जाना सर असांढ मांसे बेल,सावन साग ना भादो दही क्वार करेला कार्तिक मही अगहन जीरा ना पूष में धनिया,माघ मास में मिश्री फागुन चना खाना है निषेध बना ।"

निषेध भोजन	
अर्थात चैत्र (April)	गुड (Jaggery)
वैशाख (May)	तेल (Mustured oil)
जेठ (June)	धूप में जाना निषेध है
आसाढ (July)	बेल (Bael)
सावन (August)	साग (sag)
भादो (September)	दही (Curd)
अश्विन (October)	करेला (Bitter guard)
कार्तिक (November)	छाछ (Butter हा milk)
अगहन (December)	जीरा (Cumin seeds)
पूस (January)	धनिया (Coriander seeds)
माघा (February)	मिश्री
फागुन (March)	चना (Gram)

इस प्रकार ऊपर लिखे गए सभी चीजों का मासिक नियमावली के अनुसार भोजन नहीं करने पर व्यक्ति अस्वस्थ रह सकता है।

इसके अतिरिक्त भूख नहीं रहने पर भी भोजन कर लेना स्वास्थ्य के लिए हानिकारक है। इससे आलस आता है और शरीर का वजन बढ़ता है।

मोटापा का एक बहुत बड़ा कारण भूख नहीं रहने पर भी भोजन कर लेना बन जाता है।

भोजन में स्थान के जलवायु का बहुत महत्व होता है। भौगोलिक वातावरण के अनुकूल भोजन स्वास्थ्य के लिए लाभदायक होता है। लेकिन अगर वातावरण के प्रतिकूल भोजन किया जाए तो वह स्वास्थ्य के लिए हानिकारक होता है ।

आलस्य (Laziness)

व्यक्ति के स्वास्थ्य का सबसे बड़ा शत्रु उसका आलसी होना है-

"आलस्यम ही मनुष्यनाम शारिरस्तु महान रिपु नहीं उद्यम सम बंधु कृत्वा यं नाव सीदती"

अर्थात-

"मनुष्य के शरीर में रहने वाले आलस्य ही उसका सबसे बड़ा शत्रु होता है तथा परिश्रम जैसा दूसरा कोई मित्र नहीं होता है।"

क्योंकि परिश्रम करने वाला व्यक्ति कभी दुखी नहीं होता है। आलस व्यक्ति को जीवन में निराशावादी बना देता है। तथा उसकी जीवन शक्ति को कमजोर कर देता है ।

आलसी स्वभाव का व्यक्ति अपने दैनिक जीवन के क्रियाकलाप भी समय पर नहीं करता है। और यह उसकी स्वास्थ्य हीनता का बहुत बड़ा कारण होता है। आलसी व्यक्ति प्रगतिशील विचारों से विहीन होता है तथा नकारात्मक भावनाएं उन पर प्रभावी होती है। निम्न पंक्तियों में कुछ विशेषताएं बताई गई है -

वैभव और उन्नति चाहने वाले मनुष्य को-

निद्रा में या नींद जैसा बना रहना, भयभीत होना क्रोध और आलसी स्वभाव एवं लंबे समय तक किसी कार्य को करते रहने वाली प्रवृत्ति बिल्कुल ही छोड़ देनी चाहिए।

आलस्य की प्रवृत्ति व्यक्ति में अवसाद लाता है। आलसी स्वभाव का व्यक्ति अनावश्यक चिंता करता है। उसे अपने कार्य के प्रति जागरूकता नहीं होती है। तथा स्वास्थ्य के लिए भी वह जागरूक नहीं रहता है ।जिससे अस्वस्थ होने की स्थिति की संभावना बढ़ जाती है।

अनिद्रा (Sleeplessness)

अनिद्रा की समस्या एक ऐसी समस्या है जो व्यक्ति के शारीरिक और मानसिक स्वास्थ्य को प्रभावित करता है। इसके कई स्वरूप हैं-

1. पूरी रात बिल्कुल ही नींद नहीं आना (Sleeplessness)
2. कुछ देर सोने के बाद आधी रात में नींद खुल जाना और फिर नहीं आना (Poor sleep)
3. गहरी नींद नहीं सोना (Lack of deep sleep)

यह तीनों ही अवस्थाएं अनिद्रा की श्रेणी में आती है। इसके दुष्परिणाम व्यक्ति के शरीर पर विभिन्न रूप में आते हैं जैसे-

हमेशा थका हुआ महसूस करना, किसी कार्य को करने की इच्छा नहीं होना आदि क्योंकि नींद व्यक्ति के शरीर के ऊर्जा का स्रोत है। शरीर के जिन तंतुओं का विघटन परिश्रम करने के कारण होता है, उनका पुनर नवीकरण निद्रा अवस्था में होता है।

लगातार काम करते रहने से ज्ञानेंद्रिय और कर्मेंद्रिय की शक्ति कम हो जाती है, उनके ऊर्जा का उत्सर्जन हो जाता है। नींद के द्वारा यह थकान दूर होकर व्यक्ति में एक नई शक्ति का संचार होता है। ।व्यक्ति की इंद्रियां और तंत्रिका तंत्र एक नई शक्ति के साथ काम के लिए उपयुक्त हो जाता है। शरीर की शिथिलता दूर हो जाती है।

व्यक्ति के शरीर में ऊर्जा का एक प्राकृतिक स्रोत के रूप में अच्छी गहरी नींद का होना है। अनिद्रा के निम्नलिखित कारण है-

तनाव (Stress)

तनाव शरीर की एक ऐसी अवस्था है जिसमें व्यक्ति का मस्तिष्क और अन्य अंग शिथिलता को प्राप्त करते हैं व्यक्ति चिंता ग्रस्त रहता है और उसे नींद नहीं आती है।

सोने की गलत समय सारणी (Poor sleeping time table)

व्यक्ति के शरीर की विशेषता है कि वह एक क्रम में नियम के अनुकूल कार्य करता है। जिस कार्य को जिस समय करने की आदत पड़ जाती है, शरीर में स्वत ही उसे कार्य को करने की प्रेरणा उत्पन्न हो जाती है।

यदि प्रतिदिन रात्रि में एक निश्चित समय में सोने की आदत हो तो स्वाभाविक रूप से उस समय व्यक्ति को नींद आएगी और व्यक्ति सो जाएगा लेकिन इसके विपरीत यदि अनियमित समय सारणी हो तो नींद समय पर आना मुश्किल हो जाता है। यदि किसी व्यक्ति को रात में 9:00 बजे सोने की आदत है, तो शरीर स्वयं ही उक्त समय में नींद की स्थिति में आ जाता है।

रात्रि में देर से भोजन(Eating in late night)

रात्रि में बहुत देर में भोजन करना नींद नहीं आने का एक बहुत बड़ा कारण होता है। क्योंकि पेट भारी हो जाता है और प्यास लगती है। शरीर के तंत्रिका तंत्र की कार्य प्रणाली ऐसी अवस्था में सक्रिय रहती है, जिससे नींद की स्थिति आना मुश्किल होता है।

कार्य शैली (Work schedule)

जीविका के लिए प्रत्येक व्यक्ति को कोई ना कोई कार्य करना आवश्यक होता है ।हर प्राणी भोजन के लिए श्रम करता है। यह एक स्वाभाविक

प्रक्रिया है। किंतु इस कार्य की संस्कृति ऐसी हो कि व्यक्ति रात भर कार्य करें या देर रात तक कार्य करें तो इस कारण से नींद बाधित होता है।

वर्तमान समय में कार्य की समय सारणी काफी परिवर्तित है। और यह अनिद्रा का एक बहुत बड़ा कारण है। क्योंकि व्यक्ति का शरीर समय के साथ अभियोजित नहीं हो पता है ।

नींद की निम्नलिखित अवस्थाएं होती है -

1. पहली अवस्था में व्यक्ति के मस्तिष्क में शांत तरंगे आती हैं। आंखों की गति धीमी हो जाती है हृदय की गति एवं स्वास की गति बिल्कुल सामान्य और सुचारू हो जाती है जो शरीर को आराम पहुंचती है।
2. दूसरी अवस्था में आंखों की गति स्थिर हो जाती है। शरीर का तापमान सामान्य से कुछ कम हो जाता है, तथा मस्तिष्क की कार्य शैली सुचारू रूप से चलती है।
3. तीसरी अवस्था में पूरा शरीर शिथिल हो जाता है। नींद अपेक्षाकृत स्थिरता को प्राप्त करता है तथा शरीर में एक आंतरिक ऊर्जा का संचार होने लगता है। व्यक्ति बाहरी परिस्थितियों से अनाभिज्ञ हो जाता है ।
4. चौथी अवस्था गहरी नींद की अवस्था होती है। इस समय व्यक्ति को बाहरी गतिविधियों का थोड़ा भी ज्ञान नहीं आता है। आंतरिक ऊर्जा सशक्त होकर व्यक्ति के ज्ञानेंद्रिय एवं कर्मेंद्रिय को शक्ति प्रदान करता है। जिसके फलस्वरुप सुबह सोकर उठने पर व्यक्ति स्वयं को ऊर्जावान एवं सक्रिय अनुभव करता है ।

नींद अगर अच्छी तरह नहीं हो तो उसके निम्नलिखित शारीरिक और मानसिक दुष्परिणाम होते हैं –

1. स्मृति लोप(Memory loss)
2. चिड़चिड़ापन (Irritated)
3. एकाग्रता की कमी (Loss of concentration)
4. अवसाद Depression)
5. वजन बढ़ना (Weight gain)
6. रोग निरोधी क्षमता की कमी (Loss of immunity)

7. रक्तचाप की वृद्धि (High blood pressure)
8. पाचन प्रणाली की विकृति (Digestive disorder)
9. थकान एवं शरीर में दर्द (Fatigue and body pain)
10. हृदय के रोग की संभावना (Risk of heart disease)
11. शारीरिक असंतुलन (Body imbalance)
12. वातावरण के प्रति प्रतिक्रिया में शिथिलता (Dullness in response)

इस प्रकार अनिद्रा सिर्फ शरीर तक सीमित प्रभाव नहीं रखती बल्कि व्यक्ति के मानसिक अवस्था को भी प्रभावित करता है।

नींद की कमी पर मनोवैज्ञानिको ने अनेक अध्ययन किए हैं, तथा एक बहुत ही प्रभावशाली परिणाम देखा गया है।

जर्नल ऑफ चाइल्ड साइकोलॉजी एंड सायकेट्री (Journal of child psychology and psychiatry) में नींद पर अध्ययन एवं उसके परिणाम का विवरण है। जिसमें पाया गया है कि –

"बच्चों के नींद का सीधा प्रभाव उनके व्यवहार और शैक्षिक उपलब्धियां पर पड़ता है"

अध्ययनों में यह भी देखा गया है कि जो व्यक्ति लगातार 7 घंटे से कम सो रहे हैं, उनमें मोटापा की समस्या ज्यादा थी।

कुछ लोगों की नींद कम होने की वजह से उन्हें थकान की समस्या रहती थी।

उनका दैनिक जीवन भी नियमित एवं सुचारु रूप से नहीं रहता था। नींद सही नहीं रहने के कारण व्यक्तियों के भोजन करने की मात्रा भी सामान्य से ज्यादा थी । तथा वे व्यक्ति जिनकी नींद सामान्य और सही थी उनके भोजन करने की मात्रा भी सामान्य थी।

सेंटर फॉर डिजीज कंट्रोल एंड प्रीवेंशन (Centre for disease control and prevention) के द्वारा अध्ययन में पाया गया कि-

नींद का प्रभाव व्यक्ति के रक्तचाप (Blood pressure) पर पड़ता है।

इसके अतिरिक्त व्यक्ति की संवेगात्मक क्षमता भी नींद से प्रभावित होती है। शोध परिणामों में यह भी पाया गया है कि संवेगात्मक बुद्धि (Emotional intelligence) की कुशलता अनिद्रा से बाधित होती है। जिसका प्रभाव सामाजिक अंतः क्रिया पर पड़ता है। और व्यक्ति का सफल अभियोजन नहीं होने के कारण वह मानसिक तनाव से गुजरता है।

इस प्रकार अनिद्रा व्यक्ति के शारीरिक और मानसिक स्वास्थ्य के लिए बहुत ही हानिकारक है।

वातावरण जन्य कारक(Environmental factor)

इसके अंतर्गत निम्नलिखित कारक आते हैं-

प्रदूषण (Pollution)

स्वास्थ्य के लिए सबसे अधिक हानिकारक तत्वों में प्रदूषण एक बहुत ही मुख्य कारण है। मानव द्वारा किए गए अन्वेषण (Invention) एवं प्रदान की गई सुविधा (Facilities) आज व्यक्ति की जिंदगी को जितना सरल और सुगम बनाया है, उतना ही उनका दुरुपयोग व्यक्ति के स्वस्थ्य जीवन के लिए एक चुनौती बनकर रह गई है।

वातावरण में प्रदूषण के स्रोत को हम देखें तो वह निम्न है-

1. तकनीकी एवं औद्योगिक क्षेत्र के कचरे (Waste of industries)- इस क्षेत्र से आने वाले प्रदूषण निम्न है-
    i. जल प्रदूषण(Water pollution)
    ii. वायु प्रदूषण (Air pollution)

2. गाड़ियां एवं अन्य बिजली उत्पादन (Vehicles and other electric products e.g. - A.C.) इनसे होने वाले प्रदूषण इस प्रकार हैं-
    i. ध्वनि प्रदूषण (Sound pollution)
    ii. तापमान वृद्धि (Global warming)

आधुनिक सुविधाओं की बहुत बड़ी कीमत व्यक्ति को चुकानी पड़ रही है। वातावरण केसमस्त प्राणी प्रदूषण का संकट झेल रहे हैं। स्वास्थ्य के लिए एक शुद्ध वायु जिसमें विभिन्न गैस धूलकण जलवाष्प आदि की मात्रा संतुलित हो यह आवश्यक है ।

आज अधिकांश शहरों में ऐसे शुद्ध वातावरण का अभाव हो गया है।औद्योगीकरण के कारण जंगलों को खत्म किया जा रहा है। बड़े-बड़े शहरों में बहुमंजिली इमारतें बन रही हैं , इन सब के कारण वातावरण बहुत ही विषाक्त रूप का हो रहा है ।

संयुक्त राष्ट्र संघ ने इस क्षेत्र में कदम उठाते हुए सस्टेनेबल डेवलपमेंट सम्मिट (Sustainable development summit 2019) तथा क्लाइमेट एक्शन सम्मिट (Climate action summit 2019) का आयोजन किया ताकि वातावरण में सुधार हो।

वातावरण को प्रदूषित करने वाले तत्व निम्नलिखित है-

i. औद्योगिक प्रतिष्ठानों द्वारा निकले हुए विभिन्न प्रकार के रासायनिक पदार्थ एवं गैस।
ii. प्लास्टिक का कचरा के रूप में वृहत मात्रा में फेंक दिया जाना जो जमीन को बंजर बनाता है। साथ ही उस कचरा के जलने से वायु प्रदूषण होता है ।
iii. जंगलों में आग का लग जाना अर्थात जंगल का जलना ।
iv. आवागमन के लिए उपयोग किए जाने वाले गाड़ियों से निकलने वाले पदार्थ से भी प्रदूषण होता है ।
v. कूड़े कचरे को जलाने से भी वातावरण में कार्बन डाई ऑक्साइड की मात्रा बढ़ जाती है।
vi. गंदे पानी के नाले का सही ढंग से व्यवस्था नहीं होने के कारण उसमें कीटाणु का जन्म होता है जिसके फलस्वरूप डेंगू मलेरिया चिकनगुनिया जैसे बीमारी फैलने लगते हैं।
vii. इलेक्ट्रॉनिक उपकरण जो पुराने हो जाते हैं ,उनको फेक दिया जाता है। यह भी प्रदूषण उत्पन्न करते हैं।
viii. मोबाइल फोन के लिए लगाए जाने वाले टावर से निकलनेवाले इलेक्ट्रो तरंग (Electro wave) भी प्रदूषण के स्रोत हैं ।
ix. रासायनिक खाद का उपयोग आजकल खेती के लिए पर्याप्त मात्रा में किया जा रहा है जो मिट्टी की उर्वरा शक्ति को कम करती है ।तथा उस के द्वारा उपजाया गया अनाज स्वास्थ्य के लिए भी हानिकारक होता है ।
x. विभिन्न औद्योगिक संस्थानों के कूड़े, तथा अन्य हानिकारक तत्व, बड़े नालों को नदियों में बहा कर नदी के जल को प्रदूषित किया जा रहा है।

इस प्रकार वे सभी तत्व जो जीवन देने वाली है ,आज जीवन के लिए कष्टकारी हो गए हैं । इस का परिणाम है कि आज अनेकों प्रकार की बीमारियां फैल रही है । श्वसन संबंधी रोग, चर्म रोग तथा कैंसर जैसे रोग

में बहुत अधिक वृद्धि हो रही है ।जल प्रदूषण से शुद्ध जल की कमी हो रही है।

ध्वनि प्रदूषण व्यक्ति के कानों के सुनने के शक्ति को प्रभावित कर रहा है। व्यक्ति के शरीर के सभी अंगों की क्षमता अपनी एक सीमा में है। सुनने के लिए भी एक निश्चित मात्रा के डेसीबल के ध्वनि को कान सुन सकती है। लेकिन जब यह ध्वनि बहुत तीव्र होती है तो यह कान के लिए हानिकारक होता है, आजकल इतनी तेज आवाज में लाउडस्पीकर बजाकर प्रचार कार्य किए जाते हैं कि वह व्यक्ति के सुनने की क्षमता को कमजोर करता है।

जलवायु (Climate)

जलवायु से तात्पर्य भौगोलिक क्षेत्र के वनस्पति तथा मौसम से है। पृथ्वी के हर भूभाग की जलवायु अलग-अलग होती है। स्वस्थ जीवन के लिए आवश्यक है कि भौगोलिक क्षेत्र के जलवायु के और वनस्पति के अनुकूल जीवन शैली हो । भौगोलिक क्षेत्र के वनस्पति के विपरीत भोजन करना स्वास्थ्य के लिए हानिकारक है।

भारत एक ऐसा देश है जहां छह प्रकार की ऋतु होती है। हर ऋतु में अनाज और फल अलग प्रकार के होते हैं। इसलिए ऋतु और मौसम के अनुसार भोजन करने की सलाह दी जाती है। यदि मौसम के अनुकूल जीवन यापन नहीं किया जाए तो व्यक्ति रोग ग्रस्त हो जाता है।

सामाजिक कारक (Social factor)

व्यक्ति समाज में रहता है उसकी संपूर्ण जीवन शैली सामाजिक परंपरा और व्यवस्था के अंतर्गत व्यतीत होती है। इसलिए स्वास्थ्य के निर्माण में सामाजिक कारकों का बहुत ही महत्वपूर्ण स्थान होता है। व्यक्ति के स्वास्थ्य को प्रभावित करने वाले सामाजिक कारक निम्नलिखित है-

स्वास्थ्य संबंधी सुविधाएं (Facilities for maintaining good health)

व्यक्ति के स्वास्थ्य की बहुत बड़ी जिम्मेदारी समाज की होती है। देश की प्रशासन व्यवस्था का जनता के स्वास्थ्य के प्रति जागरूकता का होना परम आवश्यक है। स्वास्थ्य संबंधी सुविधाएं राज्य एवं देश की अन्य संस्थाओं के द्वारा ही प्रदान किया जाता है । समाज के व्यक्ति की भी यह जिम्मेवारी होती है कि वह स्वास्थ्य संबंधी समस्याओं के निदान के लिए उचित प्रयास करें। प्रशासन के द्वारा दी जाने वाली सुविधाएं निम्न प्रकार की है-

प्राथमिक चिकित्सा व्यवस्था(Primary health center)

इस प्रकार के केंद्र की व्यवस्था यदि सभी छोटे जगह में दूर दराज के क्षेत्र में व्यवस्थित रूप से हो तो अस्वस्थ रहने की संभावना कम हो जाएगी।

इसी प्रकार आकस्मिक सेवा केंद्र तथा एंबुलेंस की उपलब्धता भी व्यक्ति के स्वास्थ्य के लिए एक आवश्यक साधन है। ग्रामीण क्षेत्रों में रहने वाली आबादी में स्वास्थ्य की उचित देखभाल की सतर्कता कम होती है । उनमें स्वास्थ्य संबंधी जानकारी भी कम होती है।

इसलिए प्रशासन के चिकित्सा पदाधिकारी का यह दायित्व होता है की छोटी-छोटी डॉक्यूमेंट्री फिल्में (Documentary films) जो स्वास्थ्य संबंधी जानकारी प्रदान करें, उन फिल्मों को दिखाकर उन्हें अस्वस्थ होने के कारण तथा स्वस्थ रहने के उपाय बताए जाएं।

सफाई की व्यवस्था (Cleaning facilities)

बीमारियों का एक बहुत बड़ा कारण बाहर खुली रहने वाली नालियों में व्याप्त गंदगी है। अनेक संक्रामक बीमारियों का कारण जैसे- मलेरिया, डेंगू आदि गंदी नालियों के पानी के जमाव के कारण उत्पन्न मच्छर के द्वारा ही फैलते हैं। इसलिए प्रशासन एवं स्वयंसेवी संस्थाओं के द्वारा सफाई रखें जाने का प्रयास करना आवश्यक है।

चिकित्सक की उपलब्धता (doctor's facility)

अच्छे चिकित्सक के अभाव में छोटी बीमारियों के शिकार होने के बाद भी उचित चिकित्सा नहीं प्राप्त होती है, और भयानक रोग से व्यक्ति ग्रस्त हो जाता है। इसलिए आवश्यक है की अच्छे चिकित्सक सभी चिकित्सा केंद्र में उपलब्ध हो। जिस से व्यक्ति छोटी रोग से बड़े रोग तक ना पहुंच जाए।

इस प्रकार स्वास्थ्य संबंधी सुविधा की उपलब्धता की कमी रहना अस्वस्थ होने का एक बहुत बड़ा कारण है।

सामाजिक वातावरण (Social environment)

व्यक्ति हमेशा ही एक परिवार और समाज का हिस्सा होता है जिसका प्रभाव उसके जीवन के हर क्षेत्र में पड़ता है। स्वास्थ्य का संरक्षक व्यक्ति का परिवार और समाज होता है।

सामाजिक परिवेश के अनुकूल व्यक्ति के मनोस्थिति तथा शारीरिक स्वास्थ्य का संरक्षण एवं निर्माण होता है व्यक्ति के सारे मनोवैज्ञानिक विशेषता का विकास और निर्माण उसके समाज के संस्कृति के अनुरूप होता है।

व्यक्ति की निम्नलिखित सारी विशेषताएं उसके परिवार और समाज के द्वारा प्राप्त होती है ।

1. आत्म सम्मान (Self respect)
2. संवेगात्मक सुरक्षा (Emotional security)
3. आकांक्षा स्तर (Level of aspiration)
4. धैर्य (Patience)
5. संतुष्टि (Contentment)
6. स्वीकारात्मकता (Acceptance)
7. वास्तविकता (realistic)

व्यक्ति का इन्हीं विशेषताओं के कारण समाज में सफल अभियोजन होता है। जिससे उन्हें एक संतुष्टि प्राप्त होती है तथा अच्छा मानसिक स्वास्थ्य रहता है।

परिवार (Family)

जीवन की आधारभूमि परिवार है। व्यक्ति के व्यक्तित्व में सकारात्मक गुण का समन्वय एवं विकास परिवार में प्राप्त प्रेम सद्भावना एव सौहार्द के फल स्वरुप होता है।

जिस परिवार में सकारात्मक मनोवृत्तियां प्रमुख होती है, उस परिवार के बच्चों में सकारात्मक गुण अधिक होते हैं ।उनका आत्म संप्रत्यय (Self concept) तथा सामाजिक संप्रत्यय (Social concept) सकारात्मक होता है। जिसके कारण वह समाज के लोगों की सहायता के लिए सदा प्रयत्नशील रहता है। और समाज का एक स्वस्थ सकारात्मक वातावरण निर्मित होता है।

स्वस्थ सामाजिक वातावरण के लिए व्यक्ति में आपसी सहयोग एकता त्याग सहानुभूति तथा सामाजिक नैतिकता का होना आवश्यक है।

शिक्षण संस्थान एवं कार्य स्थल (Social institute and work place)

स्वास्थ्य को प्रभावित करने वाले कारकों में शिक्षण संस्थान एवं कार्य स्थल दोनों ही प्रमुख बिंदु है। व्यक्ति के जीवन का सबसे महत्वपूर्ण समय इन्हीं दोनों जगह में सीमित होता है।

यदि इन जगहों पर व्यक्ति का सफल अभियोजन नहीं होता है , तो एक मानसिक तनाव एवं व्यग्रता से व्यक्ति गुजरता है। जिसका प्रभाव उसके मानसिक और शारीरिक स्वास्थ्य पर पड़ता है।

शिक्षा के समय अपने सहपाठियों से तनावपूर्ण संबंध व्यक्ति की पढ़ाई को बाधित करता है साथ ही एक स्वस्थ सामाजिक अवधारणा के विकास में भी रुकावट लाता है। इसका प्रभाव व्यक्ति के नकारात्मक व्यक्तित्व के विकास का कारण बनता है
जैसे-

1. हीन भावना(Inferiority feeling)
2. अवसाद (Depression)
3. निराशा (frustration)
4. असमायोजन (Inadaptability)

इन सभी विकारों का सबसे ज्यादा प्रभाव व्यक्ति के मानसिक स्वास्थ्य पर पड़ता है। परिवार या शिक्षण संस्थान में संवेगात्मक सुरक्षा तथा सम्मान का प्राप्त नहीं होना व्यक्ति के व्यक्तित्व विकास में एक बहुत बड़ा बाधक तत्व होता है व्यक्ति अपनी क्षमता एवं योग्यता को सही ढंग से नहीं समझ पाता है।

कभी-कभी अपने को एक अयोग्य व्यक्ति समझकर हीन भावना से ग्रस्त हो जाता है। जो उसके मानसिक स्वास्थ्य को विकृत करता है।

व्यक्ति के जीवन में वातावरण के प्रति प्रतिक्रिया एवं वातावरण से स्वयं के लिए प्राप्त प्रतिक्रिया उसके मानसिक स्वास्थ्य के लिए बहुत महत्व रखता है।

उदाहरण के लिए-

यदि किसी समाज में जाति भेद रंग भेद भाषा का भेद (Caste discrimination ,colour ,or language discrimination) किया जाता है तो इसका बड़ा ही नकारात्मक प्रभाव व्यक्ति के व्यक्तित्व के विकास पर पड़ता है ।

नकारात्मक व्यक्तित्व के विकास की संभावना बढ़ जाती है, जो व्यक्ति के मानसिक और शारीरिक स्वास्थ्य को प्रभावित करता है।

आर्थिक स्तर (Economic status)

व्यक्ति का आर्थिक स्तर उसके अस्वस्थ होने का एक कारण बन जाता है क्योंकि उसके पास जीवन जीने के लिए पर्याप्त साधन नहीं होते हैं। वह अपनी बीमारियों का चिकित्सा नहीं करवा पता है।

आर्थिक स्थिति कमजोर होने के कारण उनके भोजन में भी पर्याप्त पोषक तत्व नहीं होते हैं। जिससे वह कुपोषण का शिकार होते हैं। तथा ऐसी स्थिति में किसी रोग से ग्रस्त हो जाना बहुत ही सरल हो जाता है।

कुपोषण का प्रभाव न केवल जन्म के पश्चात पड़ता है,बल्कि गर्भावस्था में भी यदि गर्भवती स्त्री को संतुलित आहार नहीं मिलता है तो उत्पन्न बच्चे कुपोषण के कारण कई प्रकार की विकृतियों के साथ जन्म ले सकते हैं।

जैसे –
कुपोषण के कारण मस्तिष्क का सामान्य रूप से विकसित नहीं होना ।

इसके अतिरिक्त शारीरिक रूप से कमजोर जन्म लेना आदि। एक अध्ययन में गर्भवती महिलाओं को दो समूह में बांटा गया इन महिलाओं में सारे कारकों को सामान रखा गया सिर्फ पोषण के कारक में अंतर किया गया ।

प्राप्त परिणामों में देखा गया कि-

जिन माता को संतुलित आहार दिया गया था उनके बच्चों का शारीरिक विकास सामान्य था लेकिन जिन महिलाओं के भोजन में पोषक तत्व की कमी थी उनके बच्चे कमजोर थे साथ ही उनकी बौद्धिक क्षमता भी कम थी।

आर्थिक रूप से कमजोर वर्ग के लोग जिस स्थान पर रहते हैं वह अक्सर गंदी बस्तियां होती है। जहां स्वास्थ्य एवं सफाई की कोई सुविधा नहीं होती है।
उन्हें शुद्ध जल पीने के लिए उपलब्ध हो यह भी आवश्यक नहीं रह जाता है। और इन्हीं गंदगी के कारण कई संक्रामक रोगों का सामना करना पड़ता है।

सर्वेक्षण में पाया गया है कि निम्न आर्थिक वर्ग के शिशुओं में मृत्यु दर ज्यादा होती है।

गरीबी के कारण उन्हें सिर्फ भोजन की चिंता होती है स्वास्थ्य की नहीं। जिसके कारण बच्चे और बूढ़े सभी अस्वस्थ रहते हैं।

सामाजिक मान्यताएं और विश्वास (Social belief system and norms)

प्रत्येक समाज की अपनी प्रथा मान्यताएं और विश्वास होती है । उस समाज की जीवन शैली उसके विश्वास और परंपरा के अनुसार नियमों से बंधी होती है । जिससे उसका स्वास्थ्य भी प्रभावित होता है। कई समाज में अंधविश्वास के कारण उचित देखभाल नहीं की जाती है। वह आधुनिक चिकित्सा पद्धति के लिए बिल्कुल ही तैयार नहीं होते हैं।

बीमार पड़ने पर जादू टोने में अधिक विश्वास रखते हैं, जिस कारण से मृत्यु भी हो जाती है। लेकिन उन्हें इस बात का थोड़ा भी ज्ञान नहीं होता है की जादू टोना चिकित्सा का साधन नहीं हो सकता है। और यही जादू टोना मृत्यु का कारण बन गया है।

वास्तविकता से दूर अंधविश्वास पूर्ण परंपरा में उलझ कर रह जाते हैं। उनके दृष्टिकोण में उनकी सामाजिक मान्यताएं बिल्कुल सही होती है। क्योंकि आधुनिक चिकित्सा पद्धति के संसाधन उनके पास उपलब्ध नहीं होते हैं साथ ही उन्हें इन चिकित्सा पद्धति पर विश्वास भी नहीं होता है। इसका एकमात्र कारण ज्ञान का अभाव होना है।

आज भी बहुत से समाज ऐसे हैं जहां स्त्रियों को पुरुष के बराबर सम्मान तथा अधिकार प्राप्त नहीं है। ।महिलाओं के भोजन में पोषण का ख्याल नहीं रखा जाता है। पुरुषों के भोजन के पोषण के प्रति परिवार के लोग अधिक सतर्क होते हैं। जिसके फलस्वरूप महिलाएं अस्वस्थ होती है। साथ ही अनेक रोगों से ग्रस्त होने के बाद भी उनके ऊपर अधिक ध्यान नहीं दिया जाता है जिसका परिणाम होता है की महिलाओं की मृत्यु दर इस प्रकार के पिछले समाज में अधिक होती है।

इस प्रकार अस्वस्थ रहने के कारकों में आर्थिक सामाजिक मनोवैज्ञानिक और शारीरिक सभी प्रकार के कारक आते हैं ।

अध्याय तृतीय

(PART THREE)

अध्याय तृतीया (Part three)

1. स्वस्थ जीवन के उपाय (Remedies for healthy life)

   a. दैनिक जीवन शैली (Daily life routine)
   b. प्रातः जागरण (Early wake up)
      प्रातः जागरण के लाभ (Benefits of early wake up)
   c. व्यायाम (Exercise) व्यायाम से होने वाले लाभ (Benefits of exercise)
   d. पौष्टिक भोजन (Healthy food habit), समय एवं मौसम के अनुकूल भोजन (Food according to season)
   e. उद्यम (Hard work), उद्यम का स्वास्थ्य पर प्रभाव (Impact of labor on health)
   f. निद्रा (Sleep) , निद्रा की अवस्थाएं (Stages of sleep), गहरी नींद के लाभ (Benefits of deep sleep)
   g. योग ध्यान एवं हस्त मुद्रा (Yoga ,meditation ,and hastmudra)
   h. प्राणायाम एवं उसके लाभ Pranayam and its benefit), योगासन (Yogasan), योगासन के लाभ (Benefits of yogasan)
   i. ध्यान प्रक्रिया एवं विभिन्न अवस्थाएं Meditation and its stages), हस्त मुद्रा (Hastamudra), हस्त मुद्रा की प्रक्रिया उसके लाभ एवं सावधानियां (process of hast mudra its benefit and precautions)

2. व्यक्तित्व की विशेषताएं Personality characteristics)

   a. वास्तविक (Realistic)
   b. प्रसन्नता (Happiness) एवं उसके तंत्रिका संबंधी विशेषताएं (Happiness its neuro physical characteristics)
      - डोपामिन (Dopamine)
      - सेराटॉनिन (Serotonin)
      - एंडोर्फिंस (Endorphines)
      - ऑक्सीटोसिन (Oxytocyn).

c. प्रसन्नता के स्रोत Sources of happiness)
d. बुद्धि स्तर (Intelligence level)
e. धैर्य एवं उसके लाभ (Patience and its benefits)
f. सार्थक जीवन एवं उसके लाभ (Meaningful life and its benefits)
g. सहनशीलता (Tolerance) एवं उसके लाभ (and its benefit)
h. संवेगात्मक स्थिरता एवं उससे लाभ (Emotional stability and its benefits)
i. सकारात्मक आत्मा के स्वरूप एवं उससे लाभ (Positive self and its benefits)

3. विविध चिकित्सा पद्धतियां (Various therapeutic techniques)

   a. आयुर्वेद (Ayurved) इसके स्रोत, सिद्धांत एवं चिकित्सा की शाखाएं
   b. एलोपैथिक (Allopathy) इसका उद्गम एवं विधि ।
   c. होम्योपैथी(HOMEOPATH) इसका उद्गम सिद्धांत एवं औषधि
   d. बायोकेमिक (Biochemic) इसका उद्गम सिद्धांत एवं औषधि
   e. अन्य पद्धतियां- क्रोमो थेरेपी, एक्यूप्रेशर, चुंबक चिकित्सा, पिरामिड चिकित्सा, प्राकृतिक चिकित्सा.
   f. मनोचिकित्सा Psychotherapy)
   g. मनोविश्लेषण (Psychoanalysis)
   h. समूह चिकित्सा (Group therapy)
   i. व्यावसायिक चिकित्सा (Occupation therapy)
   j. मनोवैज्ञानिक परामर्श Psychological councelling) परामर्श के स्वरूप एवं उसके लाभ
   k. लोगों थेरेपी (Logotherapy) इसका उद्गम प्रक्रिया एवं इसके लाभ
4. अध्यात्म एवं ध्यान के द्वारा स्वास्थ्य लाभ(Health benefits through spiritualism and meditation) शरीर के विभिन्न चक्र उसकी विशेषताएं तथा ध्यान की क्रिया से लाभ
5. घरेलू उपचार (Home remedies)
6. घरेलू औषधि (Home medicine)

7. प्रकृति स्वयं एक औषधि (Nature itself is a medicine)
8. स्वस्थ जीवन के मौलिक नियम (Basic rules of healthy life)
9. संदर्भ (REFERENCES)

स्वस्थ जीवन के उपाय (Remedies for healthy life)

दैनिक जीवन शैली (Daily life style)

स्वस्थ जीवन जीने के लिए व्यक्ति की दैनिक जीवन शैली में नियमावली तथा स्वास्थ्यवर्धक दिनचर्या होना आवश्यक है। प्रकृति के नियम के अनुकूल आचरण रहने से व्यक्ति शारीरिक रूप से स्वस्थ, मनोस्थिति से प्रसन्न और बुद्धि से निर्मल होता है ।

जीवन शैली के विभिन्न पहलू (Aspects of life style)

प्रातः जागरण (Early wake up)

शारीरिक एवं मानसिक स्वास्थ्य के लिए प्रातः जागरण सर्वाधिक लाभदायक है। सूर्योदय से पहले बिछावन छोड़कर अपने कार्य में लग जाने से व्यक्ति के स्वास्थ्य, बल एवं तेज (Health, energy and intellect) की वृद्धि होती है।

प्रातकालीन वातावरण में वायु की शुद्धता बहुत अधिक होती है। क्योंकि रात्रि के विश्राम की अवस्था में सभी प्राणी चाहे वह मनुष्य हो या पशु पक्षी अपने दिन भर के उद्यम से निवृत होकर सो रहे होते हैं। जिसके फल स्वरुप ना तो कोई पशु पक्षी विचरण करता है और ना ही मनुष्य के द्वारा कोई वाहन प्रदूषण किया जाता है।

इस प्रकार प्रातः कालीन वातावरण प्रदूषण से मुक्त" शुद्ध" होता है। जिसमें ऑक्सीजन की मात्रा पर्याप्त होती है। साथ ही धूलकण भी कम मात्रा में होते हैं।

प्रातः कालीन वायु स्वास्थ्यवर्धक होता है मस्तिष्क और आंखों के लिए विशेष रूप से लाभकारी होता है। प्रातः काल की एक बहुत बड़ी विशेषता होती है की प्रातः कालीन सूर्य की किरणें बहुत ही स्वास्थ्यवर्धक होती है। यह शरीर को नई ऊर्जा प्रदान करती है। साथ ही विटामिन डी का सेवन प्रचुर मात्रा में कर सकते हैं ।

प्रातः कालीन सूर्य का प्रकाश व्यक्ति की त्वचा को संक्रमण से सुरक्षित रखता है। तथा हड्डियों को भी सुदृढ़ करता है । स्पष्ट है कि प्रातः कालीन सूरज की किरणें व्यक्ति के स्वास्थ्य के लिए एक अनमोल निधि है ।

व्यायाम (Exercise)

व्यायाम से तात्पर्य शरीर को एक निश्चित नियमावली के अनुकूल गतिशील करना है। इस गतिशीलता से विभिन्न अंगों के मांसपेशियों को बल मिलता है, जिसके फलस्वरूप व्यक्ति की पाचन शक्ति (Digestive capacity) सुचारू रूप से बनी रहती है।

व्यायाम से व्यक्ति के तंत्रिका तंत्र(Nervous system) में सक्रियता आती है। तंतुओं में स्नायु प्रवाह सशक्त होता है। जिसके फलस्वरूप व्यक्ति में रोग निरोधी क्षमता (Immune system) सुदृढ़ होती है। एवं व्यक्ति के स्वास्थ्य की रक्षा होती है व्यायाम से व्यक्ति के सभी ज्ञानेंद्रिय कर्मेंद्रियां सक्रिय एवं सुदृढ़ होते हैं।

मयो क्लिनिक स्टाफ (Mayo clinic staff) ने व्यायाम के निम्नलिखित शारीरिक लाभ बताए हैं –

1. व्यायाम शरीर के वजन को नियंत्रित करता है क्योंकि शरीर के कैलोरी का व्यय होता है तथा शरीर सुडौल रहता है ।

2. व्यायाम व्यक्ति को व्याधि से बचाता है एवं चिंता तथा तनाव से मुक्त रखकर प्रसन्न चित् रखता है।
3. अनेकों व्याधियों जैसे उच्च रक्तचाप (High blood pressure), सायटिका (Sciatica) अर्थराइटिस(Arthritis) एवं हृदय रोग (Heart disease) से व्यक्ति का बचाव होता है।
4. व्यायाम के नियमित रूप से करने से व्यक्ति में संवेगात्मक संतुलन बना रहता है। यह भी देखा गया है कि नियमित जीवन क्रियाकलाप होने से व्यक्ति में सकारात्मक सोच एवं निर्णय लेने की शक्ति की वृद्धि होती है।

5. नियमित रूप से व्यायाम करने से नींद अच्छी आती है। जिससे शरीर के तंतुओं ग्रंथियां की क्रिया प्रणाली सामान्य एवं सक्रिय रहती है। व्यक्ति का शरीर संपूर्ण रूप से सुदृढ़ एवं सक्रिय होता है। इस प्रकार व्यायाम व्यक्ति को गहरी नींद के साथ एक स्वस्थ शरीर भी प्रदान करता है।
6. व्यायाम का एक बहुत बड़ा लाभ सामाजिक जीवन तथा स्वस्थ मनोस्थिति पर पड़ता है। व्यक्ति जब घर से बाहर किसी सामूहिक स्थल पर व्यायाम करता है तो अनेकों लोगों से आपस में वार्ता कर अपने मनोभावों को अभिव्यक्त करता है जिससे उसके मन में आंतरिक संतुष्टि एवं प्रसन्नता होती है। साथ ही मानसिक स्तर पर होने वाले अनेक द्वंद का भी समाधान अनजाने में हो जाता है।

व्यक्ति जब वार्तालाप कर रहा होता है तो अपने मन की बात दूसरों से बिना अधिक संशय के स्वाभाविक रूप से कह देता है। जिससे उसके मन की कई गांठे खुल जाती है, और वह एक स्वस्थ मानसिक अवस्था को प्राप्त करता है।

इस प्रकार व्यायाम से व्यक्ति को मानसिक स्वास्थ्य प्राप्त होता है। तथा एक अच्छा सामाजिक संबंध भी बनता है।
वाग्भट्ट ने अष्टांग हृदय सूत्र में लिखा है-

" व्यायाम से शरीर में फुर्ती आती है, कार्य शक्ति बढ़ती है, आमाशय की अग्नि अर्थात पाचन शक्ति प्रज्वलित होती है। मोटापा नहीं आता है शरीर के सारे अंग स्वस्थ एवं सुदृढ़ होते हैं। जीवन में प्रसन्नता , स्वास्थ्य और सौंदर्य के लिए व्यायाम परम आवश्यक है"

प्रातः काल खुली हवा में काम से कम दो या तीन किलोमीटर तक अवश्य ही चलना चाहिए। जिससे शुद्ध हवा का सेवन कर व्यक्ति अपने शरीर के अंग प्रत्यंग को सुदृढ़ रख सकता है। सबसे अधिक लाभ रक्त संचार एवं हृदय की गति को प्राप्त होता है। प्रकृति का आनंद एवं सौंदर्य प्रातः काल सर्वाधिक होता है। इस प्रकार प्रातः कालीन हवा स्वयं एक चिकित्सक है।

पौष्टिक भोजन (Healthy food habit)

स्वस्थ जीवन की मूल शक्ति व्यक्ति की भोजन शैली है। पौष्टिक भोजन के निम्न स्वरूप होते हैं-

1. भोजन के प्रकार(Types of food)
2. भोजन की मात्रा (Amount of food)
3. भोजन का समय (Time of food)
4. शरीरिक अवस्था के अनुरूप भोजन
5. निवास स्थान के अनुरूप भोजन (Food according to environment and climate)

भोजन के स्वास्थ्यवर्धक होने के लिए कई बातों को ध्यान में रखने की आवश्यकता होती है। सबसे पहले तर्कसंगत बात यह है कि व्यक्ति जहां रहता है , वहां के जलवायु के अनुरूप ही भोजन करें क्योंकि भोज्य पदार्थ वहां के जलवायु के अनुकूल उपजते हैं। और वहां पर निवास करने वाले सभी प्राणियों के लिए वह बड़े उपयोगी होते हैं। इसलिए स्थानीय भोजन बहुत ही स्वास्थ्यवर्धक होता है।

वह जलवायु जो वनस्पति का पोषण करता है ।उसके पोषक तत्व सभी प्राणियों के लिए गुणकारी होते हैं। और वह सभी जीव के स्वास्थ्य के लिए लाभदायक होता है। क्योंकि उसमें व्यक्ति के स्वस्थ रहने के लायक सभी पोषक तत्व प्राप्त होते हैं।

इसलिए स्थानीय साग सब्जी फल तथा अनाज जिस मौसम में पाया जाता है ,उस मौसम में उसका सेवन करना स्वास्थ्य के लिए बहुत ही लाभकारी होता है। क्योंकि वह व्यक्ति की रोग निरोधी क्षमता(Immune system) को सुदृढ़ करता है।

भोजन हमेशा शुद्ध एवं ताज़ा करना चाहिए कई दिनों से बनाकर फ्रिज में रखे गए भोजन स्वास्थ्य के लिए पोषक नहीं होते हैं ।बल्कि उनका हानिकारक प्रभाव स्वास्थ्य पर पड़ता है। इसी प्रकार जंक फूड भी स्वास्थ्य के लिए बहुत ही हानिकारक है।

भोजन के सही लाभ के लिए कुछ नियमावलिया है-

1. रात्रि में दूध का सेवन लाभकारी होता है। ।
2. प्रातः काल उठकर जल का सेवन स्वास्थ्य वर्धक है ।
3. भोजन के समय छाछ का सेवन करना हितकारी है।
4. स्वास्थ्य को अच्छा रखने के लिए हमेशा ही भूख लगने पर ही भोजन किया जाना चाहिए बिना भूख लगे भोजन किया जाना स्वास्थ्य के लिए हानिकारक है।
5. भोजन हमेशा ही सुपाच्य प्रकृति का किया जाना चाहिए वैसे भोजन जिन्हें पचने में कठिनाई हो वैसे भोजन कभी नहीं किए जाने चाहिए।
6. भोजन में पौष्टिक तत्वों का होना बहुत आवश्यक है जैसे दूध दही आदि का सेवन स्वास्थ्यवर्धक है।
7. भोजन में मोटे अनाज जैसे (Millet) ज्वार, बाजरा ,रागी आदि तथा हरी सब्जियां (Green VEGETABLES) अवश्य ही शामिल होने चाहिए।
8. अंकुरित अनाज एवं सूखे भुने हुए चने आदि का सेवन स्वास्थ्य के लिए हितकर है।

पौष्टिक एवं संतुलित मात्रा में भोजन का सेवन किया जाना अच्छे स्वास्थ्य के लिए हितकर एवं उचित है।

भोजन के लाभकारी होने के लिए निम्नलिखित नियम बताए गए हैं-

"कुक्षी भागम द्वयं भोज्य, तृतीय वारि पयत, वायु संचरण अर्थाय चतुर्थ भाग शेष भवतु"

(अर्थात उदर का दो भाग भोजन , तीसरा भाग जल से पूर्ण किया जाना चाहिए तथा चौथा भाग वायु संचार के लिए खाली रखना चाहिए।)

अच्छे स्वास्थ्य के लिए भोजन के इस नियम का पालन किया जाना आवश्यक है।

भोजन करते समय निवाला अर्थात हाथ में लिया जाने वाला टुकड़ा हमेशा छोटा होना चाहिए।

भोजन को बहुत अधिक बार चबाकर किया जाना चाहिए जिससे लार ग्रंथि से पर्याप्त मात्रा में रस निकल सके ,जिसे हम लार कहते हैं(Saliva secretion) वह पर्याप्त मात्रा में भोजन में सम्मिलित हो जाता है तो पाचन क्रिया आसान हो जाती है।

तथा वह स्वास्थ्य के लिए बहुत ही लाभकारी होता है। क्योंकि उससे भोजन सुपाच्य होता है।

जापान के ओकीनावा द्वीप(Okinava iland) के लोग बहुत ही कम मात्रा में भोजन करते हैं। उनके भोजन में सब्जियां ज्यादा मात्रा में होती हैं। भोजन के इस नियम से उनका स्वास्थ्य भी अच्छा रहता है और उनकी आयु भी लंबी होती है।

अच्छे स्वास्थ्य के लिए भोजन का समय भी बहुत महत्व रखता है। भोजन किस समय किया जाना चाहिए और कितना होना चाहिए यह भी एक महत्वपूर्ण विषय है। अलग-अलग समय में भोजन की अलग-अलग मात्रा व्यक्ति के स्वास्थ्य को निर्धारित करता है ।तात्पर्य यह है की भोजन की मात्रा समय के अनुसार निश्चित होती है।

प्रातः काल का भोजन पर्याप्त मात्रा में एवं पौष्टिक होना चाहिए।

इसके पश्चात मध्यान्ह काल अर्थात दोपहर का भोजन प्रातः काल से कुछ कम होना चाहिए साथ ही वह सुपाच्य भी होना चाहिए।

लेकिन रात्रि के समय बहुत ही कम मात्रा में भोजन करना चाहिए।

इस प्रकार 24 घंटे में सिर्फ एक बार पूर्ण भोजन होना चाहिए जिसकी मात्रा पेट के आधे हिस्से के भाग में होना चाहिए।

रात्रि के समय का भोजन सोने से कम से कम 3 घंटे पहले किया जाना चाहिए । अल्प मात्रा में किया गया भोजन व्यक्ति के लिए स्वास्थ्यवर्धक होता है। रात्रि में हल्का भोजन जैसे दलिया आदि का सेवन स्वास्थ्य के लिए हितकर है।

भोजन के बाद वज्रासन में बैठना पाचनशक्ति के लिए लाभदायक है। वज्रासन में 10 से 15 मिनट तक बैठना चाहिए। इस प्रक्रिया से वायु विकार (Gastric trouble) की संभावना नहीं रहती है। भोजन के तुरंत बाद कठिन परिश्रम नहीं करना चाहिए।

मौसम के अनुसार किए जाने वाले भोजन निम्न प्रकार के हैं-

- वसंत ऋतु(March -april)

इस ऋतु में कफ का प्रकोप अधिक होता है इसलिए देर से बचने वाले भोजन का निषेध कहा गया है।

- ग्रीष्म ऋतु (May-June)

इस समय गर्मी बहुत होती है इसलिए ठंडा प्रभाव वाली प्रकृति की चीज जैसे खीरा तरबूज एवं छाछ आदि का सेवन स्वास्थ्य के लिए हितकारी है।

- वर्षा ऋतु (July August)

इस समय वातावरण में जल की अधिकता होती है तथा बाहरी जल जो उपयोग में लाया जाता है उसमें प्रदूषण की संभावना बहुत अधिक होती है। इस मौसम का जल पाचन शक्ति को प्रभावित करता है। इसलिए इस समय भोजन में नींबू अंजीर तोरई आदि का सेवन स्वास्थ्य के लिए लाभकारी है ।

- शरद ऋतु (Sept -Oct)

इस ऋतु में मौसम में बहुत परिवर्तन आता है शीतकाल का आगमन होता है। इसलिए इस समय गुड एवं दही का उपयोग नहीं करना चाहिए । इस मौसम में दूध, मकई, रागी आदि का सेवन स्वास्थ्य के लिए लाभदायक है।

- हेमंत ऋतु (Nov -Dec)

इस ऋतु में मौसम बहुत ही ठंडा रहता है इसलिए इस समय गर्म प्रकृति वाले भोजन किए जाने चाहिए जैसे मोटे अनाज बाजरा रागी मक्का एवं

गुड तथा तिल (Sesame) का सेवन लाभकारी होता है अदरक एवं मेथी का सेवन इस मौसम में स्वास्थ्यवर्धक होता है।

- शिशिर ऋतु (Jan - Feb)

इस समय ठंड की प्रधानता रहती है इसलिए इस समय के भोजन में जिमीकंद, शकरकंद , हिग गुड तिल एवं अदरक का उपयोग स्वास्थ्य के लिए हितकर होता है।

चीनी का सेवन किसी भी ऋतु में नहीं किया जाना चाहिए। अच्छे स्वास्थ्य के लिए सप्ताह में एक दिन सिर्फ नींबू पानी का सेवन किया जाना स्वास्थ्यवर्धक होता है।

सप्ताह में एक दिन अनाज का सेवन नहीं करने से पाचन प्रणाली की शुद्धिकरण एवं सशक्तिकरण होती है ।साथ ही इससे व्यक्ति की रोग निरोधी क्षमता भी बढ़ती है।

भोजन हमेशा ही प्रसन्न चित् होकर करना चाहिए भोजन करने के पहले उसे प्रभु को समर्पित कर देना चाहिए। । जिसका प्रभाव से भोजन की शुद्धता ठीक रह जाती है।

बहुत मिर्च मसाले वाले भोजन कभी भी नहीं किए जाने चाहिए। मिर्च मसाले वाले भोजन से पाचन शक्ति कमजोर होता है।

भोजन हमेशा ही शांतिपूर्वक तथा मौन अवस्था में करना स्वास्थ्य के लिए हितकर होता है। क्योंकि भोजन के समय बोलने से भोजन के लिए बनने वाले लार (saliva) सूखने लगते हैं । इसलिए खाना खाते समय जितना कम हो सके बोलना चाहिए यह स्वास्थ्य के लिए लाभदायक होता है। बोलने का एक नुकसान यह भी होता है की बोलने के क्रम में व्यक्ति भोजन को चबा नहीं पता है जिससे भोजन को पचाने में कठिनाई होती है। एवं वायु विकार जैसी समस्या आ जाती है।

भोजन के संबंध में यह भी सावधानी बरतनी चाहिए कि वह ना तो बहुत गर्म हो और ना ही बहुत ठंडा हो भोजन करने के पश्चात तुरंत ठंडी चीजों

का सेवन जैसे कोल्ड ड्रिंक आइसक्रीम आदि स्वास्थ्य के लिए हानिकारक होते हैं।

इस प्रकार हम कह सकते हैं की भोजन हमेशा सामान्य तापमान का हो शुद्ध हो ताजा हो स्वच्छ स्थान में बना हुआ हो तथा कम तेल मसाले का हो एवं अल्प मात्रा में सेवन किया जाए तो यह स्वास्थ्यवर्धक होता है।

उद्यम (Hard work)

व्यक्ति को स्वस्थ रहने के लिए हमेशा ही शारीरिक परिश्रम करना चाहिए। यह शारीरिक परिश्रम आजीविका के लिए हो या किसी अन्य कार्य के लिए हो। व्यक्ति की शरीर की क्षमता एवं स्वास्थ्य के अनुकूल परिश्रम उसे स्वस्थ रखता है। कभी भी शरीर की क्षमता से अधिक परिश्रम करना स्वास्थ्य के लिए हानिकारक होता है।

वर्तमान समय में पैसे का महत्व बहुत अधिक हो गया है। अपने स्वास्थ्य की चिंता किए बिना शरीर की क्षमता से अधिक परिश्रम व्यक्ति करने लगा है।

कार्य की व्यस्तता में उनका न तो भोजन का निश्चित समय होता है और ना ही उनके सोने का निश्चित समय होता है। जिससे उनके शरीर पर बहुत ही बुरा प्रभाव पड़ता है। इसलिए शरीर की क्षमता के अनुकूल परिश्रम एवं समय के अनुकूल निद्रा तथा भोजन भी आवश्यक है।
जीवकोपार्जन के लिए परिश्रम जितना जरूरी है, उतना ही आवश्यक है स्वास्थ्य कासंरक्षणकरना भी, इसलिए अपनी शारीरिक एवं मानसिक क्षमता को देखते हुए कार्य करना चाहिए ताकि व्यक्ति स्वस्थ रह सके।

निद्रा(Sleep)

निद्रा व्यक्ति की जीवन शक्ति है। दिन भर के क्रियाकलाप के बाद गहरी निद्रा में सोना स्वास्थ्यवर्धक होता है। क्योंकि नींद व्यक्ति के शरीर

के तंतुओं को ऊर्जा प्रदान करती है। शक्ति का पुनः संचयन करती है जिससे दूसरे दिन प्रात काल व्यक्ति शरीर में शक्ति महसूस करता है । नींद से मिलने वाले शारीरिक लाभ को हम निम्नलिखित रूप से वर्णित कर सकते हैं-

a. शरीर के तंतुओं का शक्ति करण (Energizing the cells)
b. मानसिक ऊर्जा की प्राप्ति (Storage of mental energy)
c. कार्य करने की अभिरुचि (Mood to work)
d. शरीर के अंगों में शक्ति (Energy in body parts)

नींद के प्रभाव पर किए गए शोध कार्यों में देखा गया है कि जिन विद्यार्थियों की नींद पर्याप्त मात्रा में अच्छी तरह होती थी, उनके संवेगात्मक बुद्धि का स्तर भी(Level of emotional intelligence) अच्छा था ।साथ ही उनमें संवेगात्मक स्थिरता (Emotional stability) भी ज्यादा थी। रात्रि में नींद अच्छी आए इसके लिए निम्नलिखित सावधानियां रखनी चाहिए-

a. सोने जाने का समय निश्चित रखना चाहिए अर्थात निश्चित समय पर सोने के लिए चले जाना चाहिए।
b. सोने के समय सभी दुश्चिंताओं को छोड़कर तनाव मुक्त होकर बिछावन पर जाना चाहिए।
c. दिन में पर्याप्त शारीरिक श्रम किया जाना चाहिए।
d. दिन के समय में अनावश्यक रूप से कभी नहीं सोना चाहिए साथ ही दिन में कभी बिछावन पर लेटना भी नहीं चाहिए।
e. सोने के 3 घंटे पहले रात्रि का भोजन अवश्य कर लें।
f. रात्रि में हमेशा ही अल्प मात्रा में भोजन करना चाहिए।
g. रात्रि में सोने जाने से पहले कुछ देर टहलने का प्रयास करना चाहिए।
h. सोने वाले कमरे में रोशनी बहुत ही धीमी स्वरूप की होनी चाहिए अर्थात हल्की रोशनी होनी चाहिए।
i. बिछावन पर लेटने के पहले बिछावन पर बैठकर बिल्कुल मन को शांत भाव में रखकर ईश्वर का ध्यान करना चाहिए । दिन भर के तनाव से स्वयं को मुक्त कर लेना चाहिए। शांत मन एवं स्थिर चित्त से आंखों को बंद कर सोने का प्रयास करना चाहिए जिससे गहरी नींद आएगी और शरीर को ऊर्जा प्राप्त होगा ।

सोने की अवधि क्या होगी कितने समय तक अर्थात कितने घंटे तक सोना चाहिए यह व्यक्ति की उम्र एवं शारीरिक अवस्था के अनुसार निश्चित होता है।

उदाहरण के लिए-

छोटा बच्चा, बीमार व्यक्ति एवं बूढ़ा व्यक्ति अधिक समय तक सोता है। और इन्हें अधिक समय सोना चाहिए ताकि उनकी शारीरिक ऊर्जा का संचयन हो सके संस्कृत में कहा गया है-

" निद्रा तू सेविता काले धातु सम्यमतइंद्रताम पुष्टि वर्णम बल उत्साहम अग्नि दीप्तम करोतिहि"

अर्थात रात्रि में ठीक समय पर सोने से शरीर की धातुएं सामान्य और सम अवस्था में होती है। आलस्य दूर होता है शरीर की पुष्टि कांति बल और उत्साह बनी रहती है एवं अग्नि दीप्त होती है।

इसलिए अच्छे स्वास्थ्य के लिए गहरी नींद का होना आवश्यक है । जिसके फलस्वरूप शरीर की रोग निरोधी क्षमता बढ़ती है। चित्त प्रसन्न रहता है।

मानसिक शक्ति बढ़ता है । व्यक्ति के बीमार होने की अवस्था नहीं आती है। महर्षि चरक ने लिखा है-

" मन जब कार्य करते-करते थक जाता है एवं इंद्रिय भी कार्य करने से थक कर अपने-अपने विषयों से निवृत्त हो जाती है तब मनुष्य को निद्रा आती है ।"

आयुर्वेद के अनुसार निद्रा वह अवस्था है-

जिसमें मन और इंद्रिय यह दोनों मुक्त अवस्था में आ जाती है शरीर विश्राम की अवस्था में आ जाता है। जिससे शरीर को आंतरिक पुनरनवीकरण एवं पोषण प्राप्त होता है ।

सुश्रुत शास्त्र में लिखा है-

" निद्रा स्वाभाविक रूप से सृष्टि के समस्त प्राणियों को अपने वश में करने वाली होती है "

सामान्य निद्रा रात्रि में होती है दिन की निद्रा असामान्य मानी गई है । कुछ विशेष परिस्थितियों में दिन में सोना सही है।

जैसे-

a. बहुत गर्मी के मौसम में दिन में सोना चाहिए।
b. अत्यधिक श्रम के बाद जब थकान हो जाए शक्ति की कमी महसूस हो तो दिन में सोना चाहिए ।
c. मानसिक रोग से ग्रस्त व्यक्ति के लिए दिन में निद्रा आवश्यक है।
d. वह व्यक्ति जो रात में कार्य करता है उसे दिन में सोना चाहिए ।
e. वह व्यक्ति जो शारीरिक रोग से ग्रस्त है उसे भी दिन में सोना चाहिए ।

इस प्रकार कुछ विशेष परिस्थितियों में दिन का सोना स्वास्थ्य के लिए हितकर है। निम्न प्रकार के व्यक्तियों के लिए दिन में सोना बिल्कुल ही निषेध है-

a. अधिक वजन वाले व्यक्ति को मोटे व्यक्ति को दिन में नहीं सोना चाहिए
b. कफ की प्रवृत्ति वाले व्यक्ति को दिन में नहीं सोना चाहिए।
c. वे व्यक्ति जो घी एवं दूध का सेवन ज्यादा करते हैं उन्हें भी दिन में नहीं सोना चाहिए।

आचार्य चरक ने कहा है-

" स्वाभाविक निद्रा स्वास्थ्य के लिए हितकर है तथा अनावश्यक एवं अति निद्रा स्वास्थ्य के लिए हानिकारक है"

-चरक सूक्त21/28 में इसका वर्णन है।

मस्तिष्क के शक्ति का सुचारू रूप से कार्य करने के लिए 7 से 8 घंटे की नींद सामान्य रूप से होना आवश्यक है। निद्रा के समय मस्तिष्क के सारे तंतुओं का पुनर्नवीकरण होता है ।साथ ही मस्तिष्क के स्मृति संरक्षण वाले न्यूरोन का कार्य भी सक्रिय होता है। जिस कारण से व्यक्ति की स्मरणशक्ति अच्छी रहती है ।

जिस हार्मोन से व्यक्ति को नींद आती है उसे-

मेलाटोनिन हार्मोन "(MELATONIN HARMONE) कहते हैं। यह हार्मोन पीनियल ग्रंथि (Pineal gland) के द्वारा रात्रि में प्रवाहित होता है। यह हार्मोन रात्रि के अंधेरे में ही प्रवाहित होता है। इसलिए इसे हार्मोन ऑफ़ डार्कनेस" (Harmone of darkness) भी कहा गया है।

इस प्रकार निद्रा व्यक्ति के शरीर कीआवश्यक एवं स्वाभाविक स्थिति है।। कुछ देर के लिए इस पर नियंत्रण किया जा सकता है लेकिन इसे रोका नहीं जा सकता है।

योग ध्यान एवं हस्त मुद्रा (Yoga meditation and hastmudra)

व्यक्ति के स्वस्थ जीवन में योग एवं प्राणायाम का बहुत ही महत्वपूर्ण स्थान है। यह प्राचीन कालीन ऋषियों का ज्ञान है। यह एक ऐसा शारीरिक विज्ञान है कि सारे शरीर के तंतुओं को एवं अंगों को स्वयं शरीर की विभिन्न क्रिया पद्धति के द्वारा स्वस्थ एवं सुदृढ़ रखा जाता है। शरीर के तंतुओं को हमेशा सक्रिय एवं सुसंचालित करने का कार्य योग एवं ध्यान के द्वारा बहुत ही आसानी से संभव है । योग प्रणाली के अंतर्गत किए जाने वाले कार्य निम्नलिखित हैं

a. प्राणायाम(pranayam)
b. आसन (ASAN)
c. ध्यान (Meditation)
d. हस्त मुद्रा (Hastmudra)

प्राणायाम

डॉ गणेश जी झा ने "प्राणायाम तथा उस से स्वास्थ्य की सुरक्षा" नामक लेख में प्राणायाम का विवरण इस प्रकार किया है-

"प्राणायाम शरीर की शुद्धि तथा आरोग्य प्रदान करता है साथ ही यह दीर्घकालीन जीवन की प्राप्ति के लिए है ।"
प्राणायाम शब्द दो शब्दों के योग से बना है " प्राण+ आयाम " अर्थात शरीर में सांस लेने की क्रिया प्रणाली द्वारा वायु का निरोध एवं नियंत्रण करना इसका नियमित संचालन ही प्राणायाम है ।प्राणायाम में प्राण वायु एवं अपान वायु का संयोग होता है।

महर्षि योगी आदि ने अपने लेख में कहा है कि-

" शरीर के अंदर व्याप्त वायु के नियमन एवं नियंत्रण की प्रक्रिया ही प्राणायाम है।"

प्राणायाम से रोग का नाश, मानसिक संतुलन तथा हृदय की रक्त वाहिनी कोशिकाओं का व्यायाम होता है। व्यक्ति की बुद्धि एवं चि त्त स्थिर एव शक्तिशाली होती है। साथ ही शरीर की तंत्रिकाओं को एक नई शक्ति प्राप्त होती है।

व्यक्ति के शरीर के अंदर पाए जाने वाले पांच प्रकार के वायु है जो निम्नलिखित है –

1. **प्राण वायु**

प्राण वायु का स्थान शरीर के ऊपरी हिस्से मस्तक हृदय, गला, मुख, नाक एवं कान में है। यह वायु हमारे मन का संचालक है ।यह वायु नाभि से चलकर हृदय का स्पर्श करता है और नाक तक आता है। प्राण वायु हमारे प्राण का संरक्षक एवं शक्ति वर्धक है ।

2. **अपान वायु –**

इसका स्थान हमारे आमाशय एवं निम्न भाग मूत्राशय, मल द्वार , गर्भाशय एवं शुक्राणु से है। इस वायु के संचालन में विकार आने से शरीर के आमाशय (Intestine) मल मूत्र तथा प्रजनन (Urine, constipation and reproductive system) संबंधी रोग होते हैं

3. **समान वायु –**

यह वायु अग्नि बल को बढ़ाने वाला होता है इससे हमारी पाचन प्रणाली नियमित होती है साथ ही शरीर में जल संचार सही ढंग से होता है।

4. **उदान वायु –**

यह वायु गले एवं स्वर का नियंत्रण करता है। उत्साह एवं बल भी उदान वायु से प्रभावित होता है।

5. **व्यान वायु –**

यह वायु संपूर्ण शरीर में व्याप्त है इस वायु का काम है शरीर में गति उत्पन्न करना। यह पांचो वायु जब नियमित रूप से कार्य करते हैं तो शरीर स्वस्थ रहता है।

इन पांच वायु के अतिरिक्त और भी पांच वायु है जो सहयोगी वायु है। हमारे शरीर को स्वस्थ रखने में यह वायु सहायक होते हैं। हमारे शरीर को यह वायु संतुलन प्रदान करते हैं यह पांच वायु निम्न प्रकार के हैं-

1. **नाग वायु** - इस वायु के प्रभाव से छींक आने की क्रिया होती है
2. **कुर्म वायु**- इसके प्रभाव से संकुचन होता है
3. **कृकर वायु** - इस वायु के प्रभाव से भूख और प्यास होती है।
4. **देव दत्त वायु** - इस वायु के प्रभाव से नींद आती है।
5. **धनंजय वायु** - इस वायु के प्रभाव से शरीर का पोषण होता है।

इस प्रकार इन सारे वायु के नियंत्रित और नियमित संचालन से व्यक्ति का शरीर स्वस्थ रहता है। और यह नियंत्रण और नियमन जब सही स्वरूप का नहीं होता है ,तो शरीर में कोई व्याधि आती है।

योग का अर्थ है-

"योगा चित्तवृत्ति निरोध "

अर्थात योग वही है जो हमारे चित्त की वृत्तियों को नियमित करता है और संयम प्रदान करता है। । मनुष्य के शरीर में प्राण वाहिनी नाड़ियां असंख्य है लेकिन इनमें प्रमुख है –

1. सुषुम्ना
2. पिंगला
3. इड़ा

इन तीनों ही नाड़ीयों का योग से घनिष्ठ संबंध है । इनमें दो पिंगला एवं इड़ा चंद्र नाड़ी और सूरज नाड़ी है ।

यह शरीर पांच तत्वों से बना है इसलिए इसके अंदर पांचो तत्वों के गुण समाहित हैं। योग एवं प्राणायाम के द्वारा इन पांचो तत्वों को समान रूप से संचालित एवं समन्वित किया जाता है। जिसके फलस्वरूप शरीर में इनका समान रूप से संचालन होने के कारण शरीर स्वस्थ रहता है ।

कुछ लाभकारी एवं उपयोगी प्राणायाम निम्न प्रकार के हैं-

I. भस्त्रिका प्राणायाम

इस प्राणायाम की प्रक्रिया में सर्वप्रथम व्यक्ति को शारीरिक सुविधा के अनुसार अपने पैरों को मोड़कर एक आसन में बैठ जाना । फिर अपनी पूरी शक्ति के साथ नाक के दोनों ही नथुनों के द्वारा सांस को पूरी तरह भरना होता है और फिर दीर्घ स्वास् के साथ के साथ पूरे ही सांस को बाहर निकलना होता है । इस प्रकार सांस लेने और छोड़ने की प्रक्रिया को भस्त्रिका कहते हैं

सावधानियां-

इस प्राणायाम को रक्तचाप या हृदय के रोगी को नहीं करना चाहिए साथ ही ग्रीष्म ऋतु में इस प्राणायाम को कम समय तक ही करना चाहिए।

भस्त्रिका से लाभ-

इस प्राणायाम से मस्तिष्क तथा हृदय को शुद्ध वायु पर्याप्त मात्रा में प्राप्त होता है ।जिससे शरीर के तंतुओं को एक नई शक्ति मिलती है और व्यक्ति का स्वास्थ्य अच्छा रहता है।

II. कपालभाति

यह प्राणायाम पूरे शरीर एवं मस्तिष्क को ऊर्जा प्रदान करता है। इस प्राणायाम की प्रक्रिया में नाक के द्वारा सांस को पूर्णतया भरकर फिर पूर्ण शक्ति के साथ नाक के ही द्वारा बाहर को निकलना होता है। स्वास को लेने में शक्ति की आवश्यकता नहीं होती है, लेकिन छोड़ने में स्वास् को बहुत ही तेजी से बाहर की ओर फेंकना पड़ता है या बाहर करना पड़ता है ।ऐसा करते समय पेट का संकुचन एवं प्रसारण होता है।

कपालभाती से लाभ –

कपालभाति प्राणायाम से अनेक लाभ होते हैं- जैसे स्वसन की तकलीफ साइनस कफ एवं खांसी के रोग एवंहृदय रोग की समस्या दूर होती है।

पेट के ऊपर दबाव पड़ने के कारण कब्ज की समस्या नहीं होती है। व्यक्ति की रोग निरोधी क्षमता बढ़ती है। साथ ही अन्य कई रोग जो पूर्व से शरीर में होते हैं वह भी ठीक हो जाता है। शरीर का वजन कम होता है। बाहर निकला हुआ पेट अंदर चला जाता है। शरीर में स्फूर्ति आती है। शरीर के आंतरिक अंग भी शक्तिशाली होते हैं।

सावधानियां –

इस प्राणायाम को किसी तरह के गंभीर रोग से ग्रस्त व्यक्ति को विशेषज्ञों की सलाह एवं निर्देशन में ही किया जाना चाहिए।

III. अनुलोम विलोम –

इस प्राणायाम में नासिक के दोनों छिद्रों को दो उंगलियों के सहारे बंद कर बारी-बारी से स्वास् लेने और छोड़ने की क्रिया की जाती है ।

जैसे-

जब नाक की बाई तरफ से स्वास् लेते हैं तो दाहिनी नासिका को बंद रखना पड़ता है। और फिर बाइ नासिक को बंद कर दाहिनी नासिका से स्वास् छोड़ते हैं। इसके पश्चात दाहिनी नासिका से जब स्वास् लेते हैं तो बाई तरफ की नासिक को उंगलियों से बंद रखते हैं । पूरा स्वास भरने के बाद फिर बाईनासिका से स्वास् को बाहर निकलते हैं और दाहिनी नासिका को बंद रखते हैं ।

इस प्रक्रिया को बार-बार किया जाता है। इस प्रकार एक नासिका से सांस को पूरी तरह से भरना और दूसरी नासिका से सांस को पूरी तरह बाहर करना यह प्रक्रिया अनुलोम विलोम कही जाती है। प्रतिदिन प्रातः काल 10 से 15 मिनट तक इस प्राणायाम को करने से शरीर को अनेक लाभ प्राप्त होते हैं।

सावधानियां –

यह प्रविधि धीरे-धीरे तथा स्वच्छ वायु में किया जाना आवश्यक है । कोई पुराने गंभीर रोग से ग्रस्त व्यक्ति को हमेशा ही किसी विशेषज्ञ की देखरेख में इस प्राणायाम को करना चाहिए ।

अनुलोम विलोम प्राणायाम के लाभ –

इस प्राणायाम के करने से आंख और कान की संवेदनात्मक क्षमता बढ़ती है। साथ ही अनेक प्रकार के रोग जैसे साइनस जुकाम गठिया अस्थमा आदि रोगों में यह बहुत ही लाभकारी है। इस प्राणायाम से शरीर को शक्ति मिलती है चित्त प्रसन्न रहता है। तथा शरीर की रोग निरोधी क्षमता सुद्दढ़ होती है।

इसके अतिरिक्त अनेक प्राणायाम है जो स्वास्थ्य को बनाए रखने के लिए शरीर के विकार को दूर करने के लिए उपयोगी है वह निम्न है –

1. भ्रामरी प्राणायाम
2. बाह्य प्राणायाम
3. उज्जाई प्राणायाम
4. केवली प्राणायाम

सारे ही प्राणायाम स्वस्थ जीवन के लिए एक स्वावलंबी साधन है ।लेकिन किसी भी प्राणायाम को करने के पहले विशेषज्ञों की राय तथा निर्देशन लेना आवश्यक है क्योंकि प्रत्येक व्यक्ति अपने आप में एक विशिष्ट स्वरूप का स्वास्थ्य रखता है। कौन सा प्राणायाम उसके लिए उपयोगी है यह कोई विशेषज्ञ ही बता सकते हैं। इसलिए प्रारंभ में किसी विशेषतज्ञ के निर्देशन में ही किया जाना आवश्यक है ।

आसन

योग का तात्पर्य केवल प्राणायाम नहीं होता है, बल्कि अनेक प्रकार के आसन भी योग के अंतर्गत आते हैं। इन आसनों के द्वारा व्यक्ति के ज्ञानेंद्रिय कर्मेंद्रिय एवं मांसपेशियों को शक्ति मिलती है वे सक्रिय रहते हैं तथा शरीर में एक लचीलापन बना रहता है जिससे व्यक्ति का स्वास्थ्य अच्छा रहता है।

महर्षि चरक का कहना है-

" विभिन्न आसनों के करने से व्यक्ति के शरीर में हल्कापन आता है तथा शरीर की आंतरिक तंत्रिका तंत्र में क्रियाशीलता बनी रहती है जिस से व्यक्ति स्वस्थ रहता है।"

ऋषियों ने अनेक प्रकार के आसान बताए हैं वह निम्न है-

1. पांव अंगूठा एवं नासिका स्पर्श आसान –

इस आसन के लिए नीचे कंबल के ऊपर पीठ के सहारे लेट जाएं फिर पैरों को ऊपर उठाते हुए पैर के अंगूठे को नाक तक स्पर्श करने का प्रयास करें। इस प्रकार दोनों ही पैरों के अंगूठे को नाक से स्पर्श करना है। यह क्रिया अनेकों बार यथाशक्ति दोहराया जाना चाहिए ।

इस आसन से लाभ –

इस आसन को करने से पैरों कमर एवं पेट के निम्न भाग में अप्रत्याशित लाभ प्राप्त होता है ।पैरों को ताकत मिलती है मैंने स्वयं इस आसन से बहुत लाभ पाया है। इस आसन को करने में कुछ सावधानियां का ध्यान रखना आवश्यक है।

सावधानियां-

a. आसन को करने वाले व्यक्ति के पाव या पेट की किसी प्रकार की सर्जरी यदि हुई है तो विशेषज्ञ की देखरेख में इस आसन को करें ।
b. वह व्यक्ति जो किसी गंभीर रोग से ग्रस्त है या फिर हमेशा अस्वस्थ रहता हो उसे भी किसी विशेषज्ञ से सलाह लेकर उसकी देखरेख में ही आसान करना चाहिए । यह एक विशेष सुझाव है कि कोई भी आसन प्रत्येक व्यक्ति के लिए समान रूप से उपयोगी हो यह आवश्यक नहीं है इसलिए अपनी शारीरिक अवस्था के अनुकूल आसन का अभ्यास कर उसका लाभ उठाना चाहिए।

2. पश्चिमोत्ताना आसन

यह आसन बैठकर किया जाने वाला आसन है व्यक्ति पहले कंबल पर सीधे बैठकर दोनों पैरों को सामने सीधी जमीन पर रखें पांव के अंगूठे को पकड़ते हुए धीरे-धीरे नाक को घुटने में स्पर्श करें तत्पश्चात फिर पूर्व स्थिति में आ जाएं इस प्रक्रिया को शारीरिक सामर्थ्य के अनुसार कई बार दोहराया जा सकता है।

इस आसन के लाभ-

पैरों से संबंधित व्याधि इस आसन के अभ्यास से ठीक हो जाता है। इस आसन से रीड की हड्डी में लचीलापन आता है जिससे शरीर में रक्त संचालन के साथ-साथ सक्रियता बनी रहती है ।और स्वास्थ्य अच्छा रहता है।

सावधानियां-

इस आसन को करने में यह ध्यान रखें कि किसी भी प्रकार की बीमारी से ग्रस्त व्यक्ति इसे स्वयं आरंभ ना करें। किसी विशेषज्ञ से राय लेकर या किसी योग गुरु के संरक्षण में उनके निर्देशन में आसन करें तो यह बहुत ही लाभकारी होता है। मेरा स्वयं का अनुभव इस आसन के लिए बहुत ही लाभदायक है।

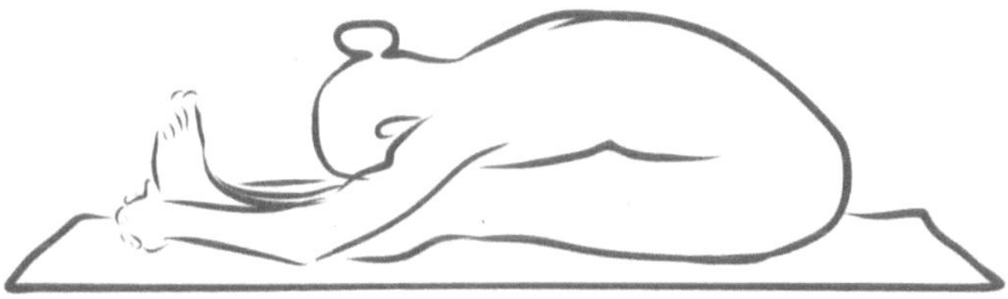

3. भूनमन आसन

इस आसन में कंबल पर बैठकर दोनों पैरों को दो विपरीत दिशा मे 180 डिग्री में फैलाना है फिर दोनों पैरों के मध्य में नाक को बिल्कुल जमीन पर स्पर्श करने का प्रयास करना है इस प्रकार इस प्रक्रिया को शारीरिक शक्ति के अनुसार दो-तीन बार दोहराना चाहिए ।

इस आसन के लाभ-

इस आसन से पैरों में ताकत आती है तथा पीठ के दर्द में आराम मिलता है ।

सावधानियां-

वे व्यक्ति जिन्हें किसी प्रकार की सर्जरी हुई है तथा जिन्हें सुषुम्ना संबंधी कोई कठिनाई है ,उन्हें इस आसन को करने के लिए हमेशा ही एक कुशल योग शिक्षक की सलाह लेनी चाहिए और उनके निर्देशन में ही अभ्यास करना चाहिए ।

4. जानू सिरआसन

इस आसन में आसन की जगह पर सीधा बैठने के बाद एक पैर को सीधा रखें तथा दूसरे पैर को मोड़कर सीधे पैर के ऊपर के हिस्से के पास स्पर्श करना है फिर सीधे वाले पैर को दोनों हाथों से पकड़ कर आगे की ओर झुकते हुए नाक से घुटने को स्पर्श करने के बाद फिर सीधा बैठ जाए फिर पहले मोड़े गए पांव को अब सीधा कर ले और सीधा वाले पांव को मोड़ कर अभी के सीधे पांव के ऊपर के हिस्से के साथ स्पर्श करते हुए सीधे रखे गए पांव के घुटने से नाक को स्पर्श करें ।
इस प्रकार इस प्रक्रिया को जितनी बार कर सकते हैं करें। ।

इस आसन से लाभ –

इस आसन से शरीर में स्फूर्ति आती है हाथ पैर और कमर क्रियाशील होता है और व्यक्ति का स्वास्थ्य ठीक रहता है।

सावधानियां-

अपने शारीरिक सामर्थ्य और स्वास्थ्य को ध्यान में रखते हुए किसी विशेषज्ञ के निर्देशन में ही आसन किए जाएं।

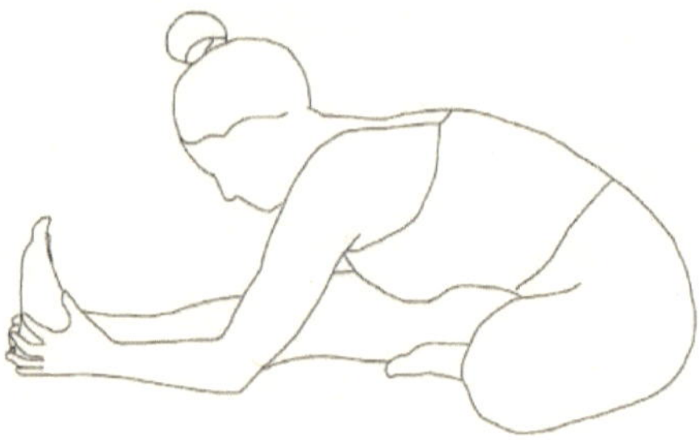

5. हृदय स्तंभ आसन –

यह आसन पीठ के बल लेटनेके पश्चात किया जाता है । पीठ के बल पूरी तरह से जमीन पर लेटने के बाद केवल सर को ऊपर उठाना है तथा दोनों पैरों को ऊपर उ ठाना है साथ ही दोनों हाथों को सीधा पैरों के ऊपर करना है फिर नीचे यथा स्थान लेट कर प्रक्रिया को पूर्ण करना है।

इस प्रकार जब सर और पैरों को उठा लिया जाता है तथा हाथों को सीधा पैरों की तरफ खींच कर रखा जाता है तो व्यक्ति का आकार बिल्कुल एक नाव की तरह हो जाता है इसलिए इसे नौकासन भी कहते हैं।

इस आसन से लाभ –

इस आसन से सांस लेने की प्रणाली सुद्दढ़ होती है साथ ही पेट के भागों का संकुचन होता है इसलिए पेट के बाहर निकालने की संभावना कम होती है और व्यक्ति का शरीर स्वस्थ रहता है ।

6. द्विपादा चक्रासन

यह आसन सीधा पीठ के बल लेट कर किया जाता है । लेटने की अवस्था में दोनों पैरों को ऊपर करके साइकिल चलाने की तरह पैरों को घुमाना होता है पैरों की गति बिल्कुल साइकिल चलाने में जो गती रहती है उसे प्रकार की होनी चाहिए दोनों ही पांव गोल-गोल चलाए जाते हैं इसलिए इसे चक्रासन ही कहा जाता है।

इस आसन से लाभ –

इस आसन से कमर के नीचे का हिस्सा बहुत ही सुद्दढ़ होता है।

7. उत्थित द्विपद आसन

यह आसन भी पीठ के बल सो करके किया जाता है फिर दोनों पैरों को एक साथ ऊपर की ओर उठना होता है शरीर से 45 डिग्री का कोण बनाते हुए पैरों को थोड़ी देर रखें फिर सीधी कर ले इस प्रकार इस प्रक्रिया को कई बार दोहराने चाहिए।

इस आसन से लाभ -

यह आसन पेट के लिए बहुत ही लाभकारी है और कब्ज नहीं रहती है

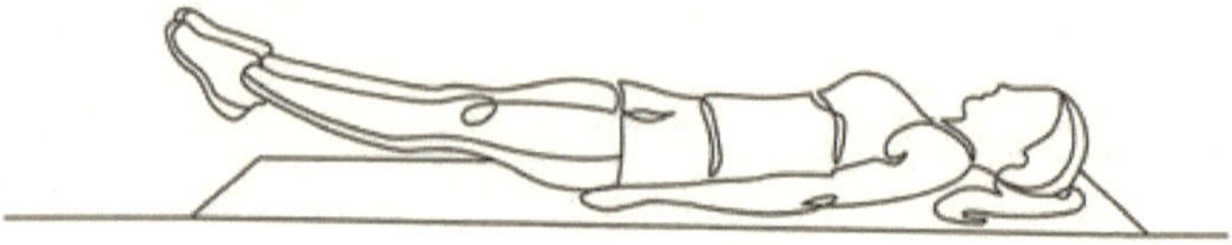

8. उतथित एकैक पाद आसन

यह आसन भी पीठ के बल लेट कर किया जाता है इसमें पहले एक पैर को उठाया जाता है उसे 45 डिग्री के कोण बनाते हुए ऊपर करते हैं फिर सीधी जमीन पर सटकर रख देते हैं इस प्रकार दूसरे पांव को भी उठाकर थोड़ी देर के लिए रखते हैं फिर उसे जमीन पर सीधी तरह छोड़ देते हैं। इस प्रकार दोनों ही पांव को बारी-बारी से उठाकर यह आसन किया जाता है शरीर की शक्ति के अनुसार जितनी बार इस आसन को दोहरा सकते हैं करना चाहिए।

इस आसन से लाभ -

इस आसन के करने से शरीर के नीचे का भाग सुदृढ़ होता है।

9. उत्थित हस्त मेरुदंड आसन

इस आसन में पीठ के बल लेटने के बाद दोनों पैरों को सीधा रखें तथा शरीर के ऊपर के हिस्से को उठाते हुए दोनों हाथों को पैरों की ओर ले जाए फिर हाथ एवं पैर एक सीधे में हो तथा दोनों के बीच करीब 12 इंच की दूरी हो कुछ देर रुकने के बाद फिर वापस पूर्व अवस्था में हो जाए। दोबारा इसी प्रकार उठकर हाथों को आगे करते हुए फिर बैठे और हाथ एवं पाव के बीच 12 इंच की दूरी रखते हुए सीधी अवस्था में रखें। इस प्रकार के आसन को को जितनी बार संभव हो सके करना चाहिए।

इस आसन से लाभ-

इस आसन के करने से रीड की हड्डी एवं पसलियां को शक्ति प्राप्त होती है सुषुम्ना में लचीलापन आता है ।

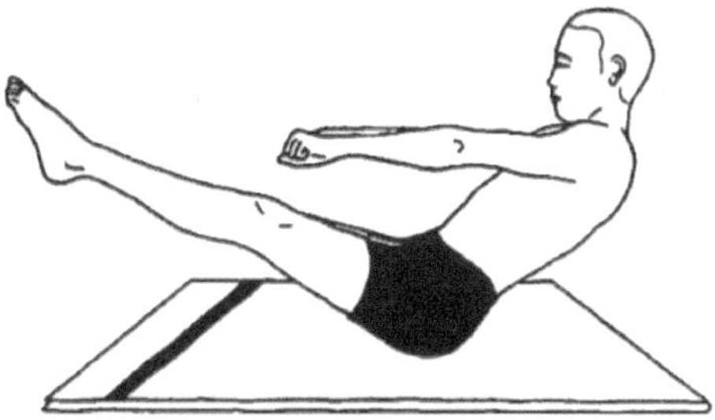

10. शीर्ष बांध हस्त मेरुदंड आसन

यह आसान भी पीठ के बल लेट कर ही किया जाता है पीठ के बाल बिल्कुल सीधी अवस्था में लेटने के बाद दोनों हाथों को सर के पीछे ले जाकर एक साथ जोड़कर बांध ले सर को हाथों के सहारे जमीन से ऊपर उठकर सिर्फ कमर से ऊपर के भाग तक उठाएं कुछ देर इस अवस्था में रुकने के पश्चात फिर पहले जैसी अवस्था में लेट जाएं इसी प्रकार दोबारा दोनों हाथों को बांधे हुए सर के पीछे से सर को उठाएं और कुछ देर रुक फिर पूर्व अवस्था जैसी लेट जाएं।

इस प्रक्रिया को अनेक बार अपनी शक्ति के अनुसार दोहराएं ।

इस आसन से लाभ-

इस आसन से गर्दन पीठ पेट एवं सुषुम्ना की हड्डी को बल प्राप्त होता है ।

11. जानू पृष्ठ भाल मेरुदंड आसन

यह आसान भी पीठ के बल लेटने के साथ किया जाता है एक पैर को जमीन पर बिल्कुल सीधा रखते हुए दूसरे पैर के घुटने को मोड़ना है तथा

दोनों हाथों को सर के पीछे की तरफ बांधकर सर को उठाकर आगे की ओर लाते हुए घुटने को सर से स्पर्श करना है ।
यह प्रक्रिया बारी-बारी से दोनों ही पैरों के साथ करना चाहिए जितनी बार संभव हो सके इस आसन को दोहराएं।

इस आसन से लाभ-

इस आसन से शरीर में लचीलापन आता है लीवर की तकलीफ दूर होती है और वजन नहीं बढ़ता है इसका व्यावहारिक लाभ हमने स्वयं अपने लिए तथा अन्य अभ्यास कर्ताओं के लिए भी पाया है।

12. उत्थित पाद मेरुदंड आसन –

यह आसन बैठकर किया जा सकता है इस आसन में पैरों को सामने की तरह 45 डिग्री का को बनाते हुए उठाना है तथा दोनों ही हाथों को शरीर के निचले हिस्से पर टिकते हुए बैठने की अवस्था में रहकर कुछ देर तक रुकने के बाद पर को फिर सीधा कर लेना है।
इस प्रक्रिया को शरीर की शक्ति के अनुसार अनेक बार किया जा सकता है।

इस आसन से लाभ -

इस आसन से कमर दर्द में लाभ मिलता है तथा पेट की तकलीफ दूर होती है एवं पैरों को भी ताकत मिलता है ।

13. हस्त पाद- अंगूठासन

यह आसान जमीन पर पीठ के बल सीधा लेट कर किया जाता है लेटने की अवस्था में ही एक पैर को सीधा ऊपर की ओर लाकर इस और के हाथ से सीधा पकड़ कर थोड़ी देर रखें फिर छोड़ दे अब दूसरे पैर को दूसरे तरफ की हाथ से पकड़ कर इस तरह ऊपर की ओर रखें और कुछ देर हाथ को ऊपर की तरफ रख कर पैर को पकड़े रहे फिर इसे छोड़ दें।

इस तरह दोनों पैरों को बारी-बारी से ऊपर की ओर रखना है।

इस आसन से लाभ -

इस आसन को करने से कर्मेंद्रिय में रक्त संचार सुचारू रूप से होता है इसलिए शरीर के कर्मेंद्रिय के मांसपेशियों को शक्ति प्राप्त होती है।

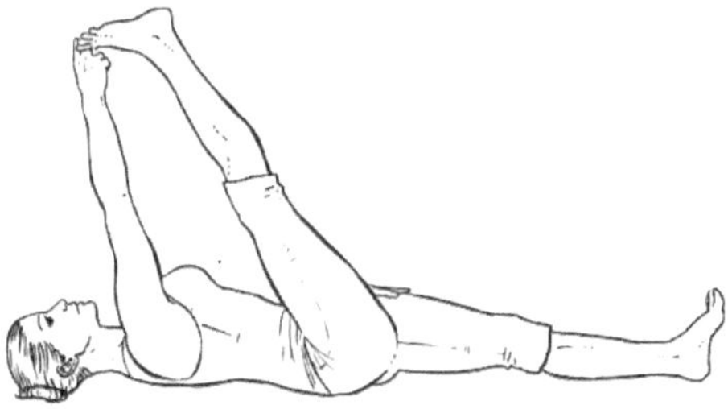

14. पवन मुक्त आसन –

यह आसान भी पीठ के बल कंबल पर लेटने के बाद करना होता है। दोनों पैरों को घुटने तक मोड़कर दोनों हाथों से उसे बांधकर जमीन से ऊपर की ओर उठाना है इस प्रकार से जमीन से ऊपर की ओर उठा हुआ रहेगा तथा घुटने हाथों से बंधे हुए ऊपर की ओर होंगे। इस तरह थोड़ी देर रुक कर फिर पूर्व अवस्था में आ जाना है।

इस प्रक्रिया को कई बार दोहराया जाना चाहिए।

इस आसन से लाभ -
इस आसन से पेट में वायु विकार की समस्या नहीं होती है और शरीर में फुर्ती आती है । सुषुम्ना सुदृढ़ होती है ।

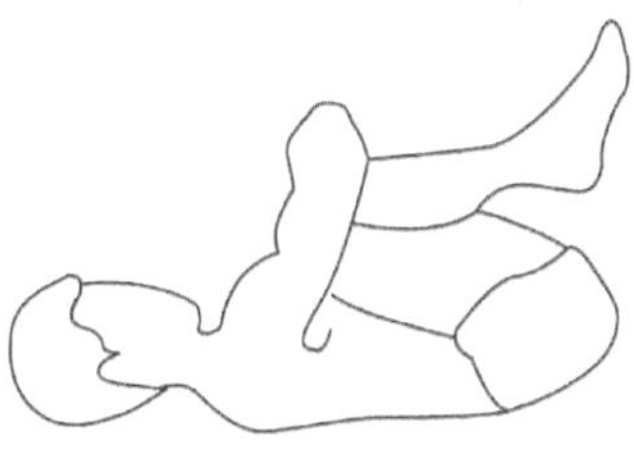

15. ऊर्धव सर्वांग आसान –

यह आसन भी पीठ के बल लेट कर किया जाता है पीठ के बल लेटने के बाद दोनों हाथों को ऊपर उठाते हुए कमर तथा आधे शरीर को एवं हाथों को बिल्कुल सीधी अवस्था में ऊपर जितना अधिक उठा सके उठाना है जब कमर और पैर ऊपर की ओर सीधी अवस्था में आ जाए तो कुछ देर रुक कर फिर सीधा जमीन में लेट जाएं।

इस प्रकार इस आसन को बार-बार दोहराने से लाभदायक होता है।।

इस आसन से लाभ –

इस आसन को करने से कंधे के हिस्सों को शक्ति प्राप्त होती है शरीर में रक्त का संचार नियमित होता है तथा पेट के विकार दूर होते हैं स्पॉन्डिलाइटिस की व्याधि से बचाव होता है।

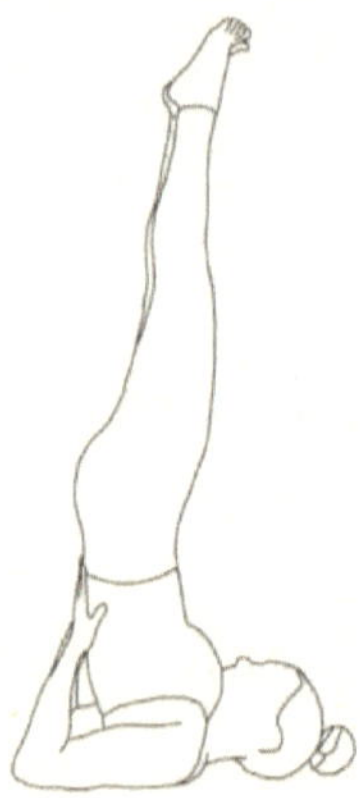

16. सर्वांग आसान (हलासन) –

इस आसन में पीठ के बल लेटने के पश्चात दोनों पांव को ऊपर की ओर उठाते हुए सर से आगे ले जाकर पीछे जमीन पर स्पर्श करना है। सर पूरी तरह से जमीन पर होगा एवं उसके आगे ऊपर जमीन पर दोनों पैरों को स्पर्श करना होगा इस अवस्था में थोड़ी देर रुकने के बाद फिर वापस सीधी अवस्था में आ जाना है।

इस प्रक्रिया को दो या तीन बार दोहराया जा सकता है।

इस आसन से लाभ -

यह आसन पेट के लिए बहुत ही लाभकारी है साथ ही पैरों को भी शक्ति प्राप्त होती है । सुषुम्ना को भी शक्ति प्राप्त होता है।

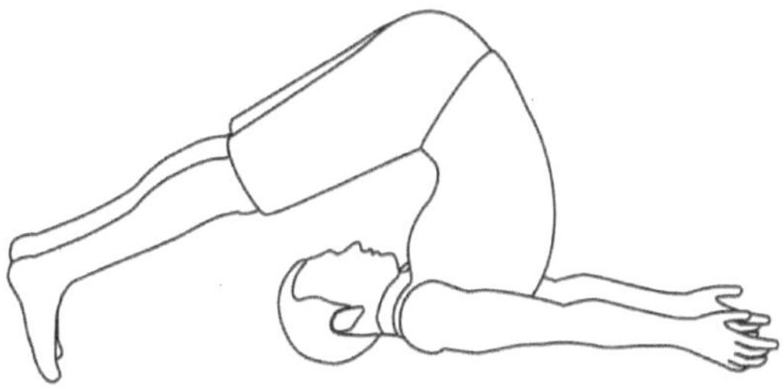

17. चक्रासन

इस आसन में पीठ के बल लेटने के बाद दोनों ही हाथों को उल्टी दिशा में पीछे की तरफ ले जाना है तथा दोनों हाथों एवं दोनों पैरों के सहारे शरीर के मध्य भाग को ऊपर उठना है पेट का हिस्सा ऊपर की ओर होगा तथा पीठ का भाग अंदर की ओर होगा इस स्थिति में कुछ देर रुकने के बाद फिर सामान्य स्थिति में वापस लेते जाना है।

इस आसन को एक या दो बार करना लाभदायक होगा।

इस आसन से लाभ -

इस आसन से पीठ के दर्द में आराम मिलता है पैरों के घुटनों को बल मिलता है तथा हाथों में भी ताकत आती है सर्वाइकल का दर्द साइटिका तथा अर्थराइटिस में इस आसन से बहुत लाभ देखा गया है।

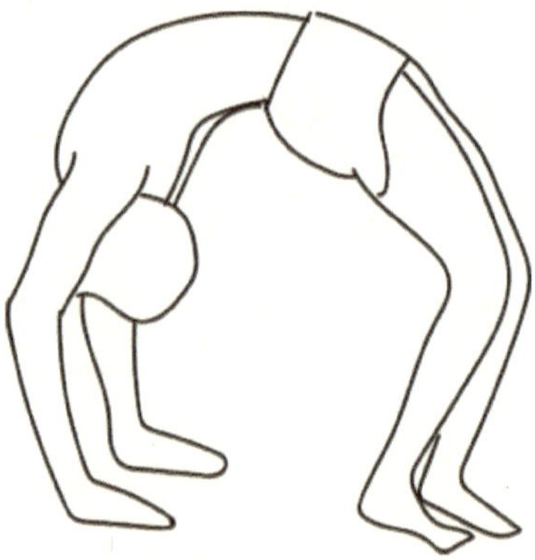

18. सवासन

यह आसन पीठ के बाल बिल्कुल सीधी अवस्था में लेटने की स्थिति में होता है लेटने के पश्चात शरीर के सारे अंग को शिथिल छोड़ देना है इस स्थिति में शरीर के किसी अंग में कोई गति नहीं होती है।

मनोस्थिति में किसी प्रकार का तनाव और दबाव नहीं रहना चाहिए बिल्कुल शांत अवस्था में कुछ देर तक रहना है । इस आसन से पूर्ण शरीर में रक्त संचार बिल्कुल सामान्य ढंग से होता है शरीर के शांत अवस्था में रहने के कारण सभी तंतुओं में शक्ति का संचार होता है और शरीर स्वस्थ होता है।

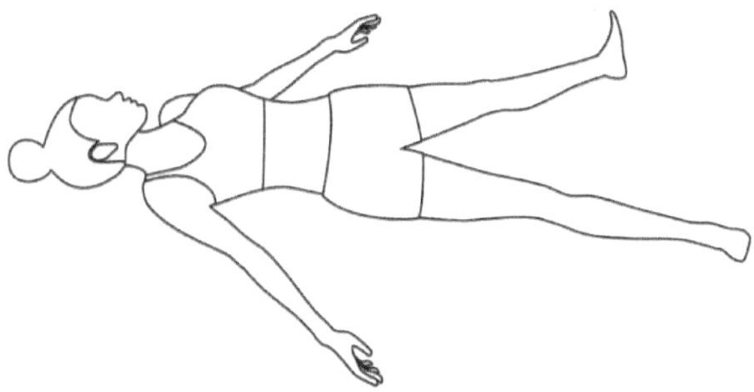

19. भुजंग आसन –

यह आसन पेट के बल किया जाता है। पेट के बल लेटने के पश्चात दोनों हाथों के सहारे सर और शरीर के आगे के भाग को ऊपर की ओर उठाना है एवं पैरों तथा कमर के भाग को जमीन पर ही स्थिर रूप से रखना है। इस प्रकार हाथों के सहारे कमर के ऊपर के हिस्से को ऊपर की दिशा में रखकर थोड़ी देर रुकने के बाद पुनः पूर्व अवस्था में आ जाना है।

इस प्रक्रिया को यथाशक्ति दोहराया जाना चाहिए।

लाभ -

इस आसन से कमर के दर्द में आराम मिलता है हाथों को शक्ति मिलती है हाथों के दर्द पीठ के दर्द में लाभ देखा गया है मेरुदंड की तकलीफ भी दूर होती है ।

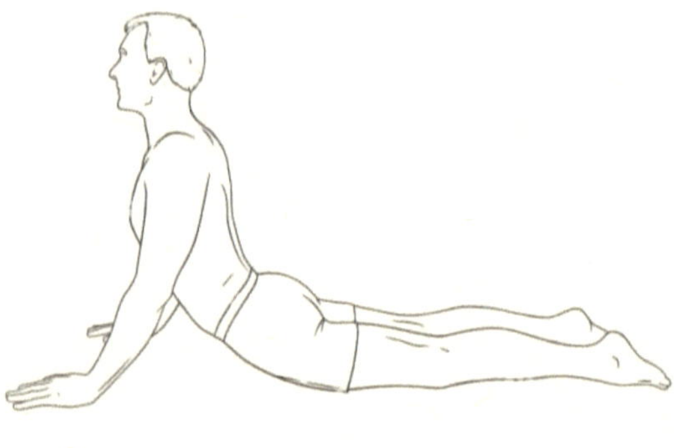

20. वज्रासन

यह बैठकर किया जाने वाला आसन है दोनों पैरों के घुटने सामने की ओर हो और पंजे पीछे की ओर हो इस स्थिति में पैरों को मोड़कर पंजों के ऊपर शरीर के आधे भाग को टिककर बैठना वज्रासन होता है। वज्रासन में 10 से 15 मिनट तक बैठने से पैरों को शक्ति मिलती है।

लाभ इस आसन से वायु विकार दूर होता है घुटने के दर्द में आराम मिलता है पैरों को भी शक्ति प्राप्त होती है यह आसन भोजन के पश्चात किया जाता है।

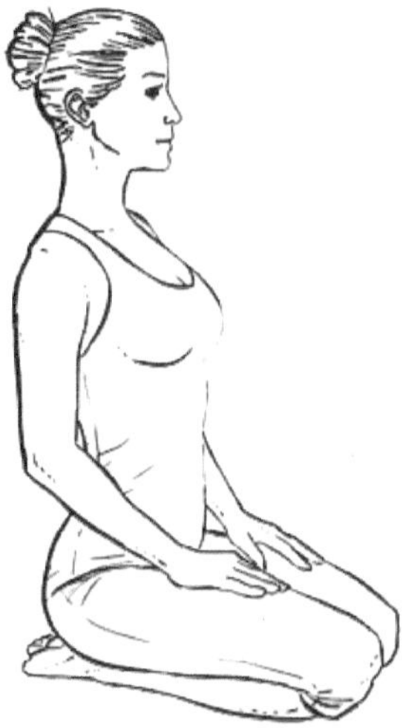

21. सुप्त वज्रासन

यह आसन वज्रासन में बैठने के बाद किया जाता है । वज्रासन में बैठने के पश्चात शरीर को पीछे की ओर पीठ के सहारे जमीन पर सोना है । दोनों ही पैरों को पूर्व अवस्था में पीछे की तरफ मोड कर रहेंगे सर एवं पीठ जमीन के सतह पर सटा हुआ रहेगा दोनों हाथ दोनों घुटनों की तरफ होंगे इस प्रकार की स्थिति में कुछ देर रुकने के बाद फिर उठकर वज्रासन में बैठ जाना है।

यह सुप्त वज्रासन की प्रक्रिया का पूरा होना है ।

लाभ -

इस आसन से पैरों की तकलीफ में बहुत आराम होता है । पेट के सभी भागों को शक्ति प्राप्त होती है शरीर सुडौल होता है जिससे शक्ति प्राप्त होती है।

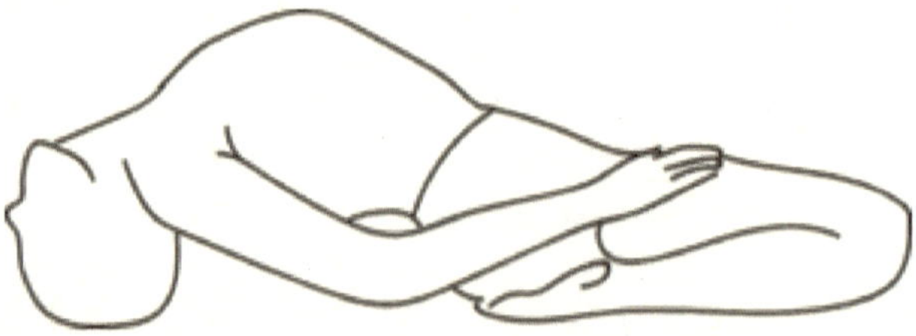

22. धनुरआसान

यह आसन पेट के बल लेट कर किया जाता है। पेट के बल लेटने के पश्चात दोनों हाथों को पीछे की ओर ले जाकर दोनों पैरों को पकड़ कर ऊपर की ओर खींचना होता है तथा पेट के हिस्से को जमीन पर टिके रहना होता है सिर्फ पेट का हिस्सा जमीन से स्पर्श करता है बाकी हिस्से उसके ऊपर के भाग में होते हैं हाथ और पैर दोनों एक दूसरे से बंधे होते हैं ।

इस प्रकार शरीर की स्थिति धनुष के आकार की हो जाती है। इसलिए इसे धनुरासन कहते हैं-। थोड़ी देर तक इस अवस्था में रुकने के पश्चात फिर पहली अवस्था में आ जाएं थोड़ी देर रुकने के पश्चात फिर से इस प्रक्रिया को दोहराया जा सकता है ।

लाभ –

इस आसन को करने से शरीर में वायु विकार नहीं होता है घुटने के दर्द में आराम मिलता है तथा हाथों को भी शक्ति प्राप्त होती है ।

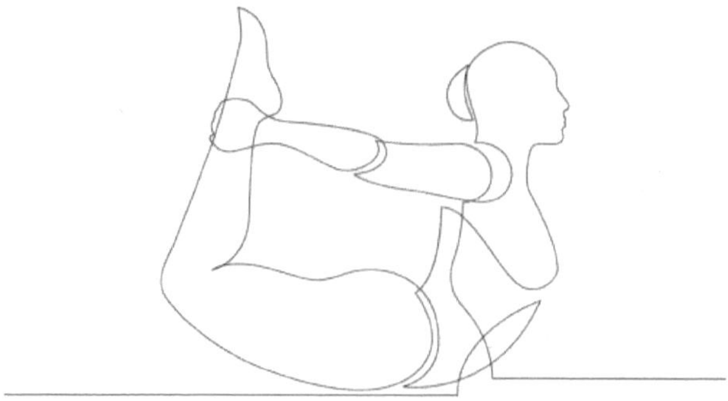

23. उसट्रांआसन

यह आसन पेट एवं पाचन क्रिया के लिए बहुत ही लाभकारी है।

24. मंडूकासन

यह आसन डायबिटीज के रोगी के लिए बहुत लाभकारी है।

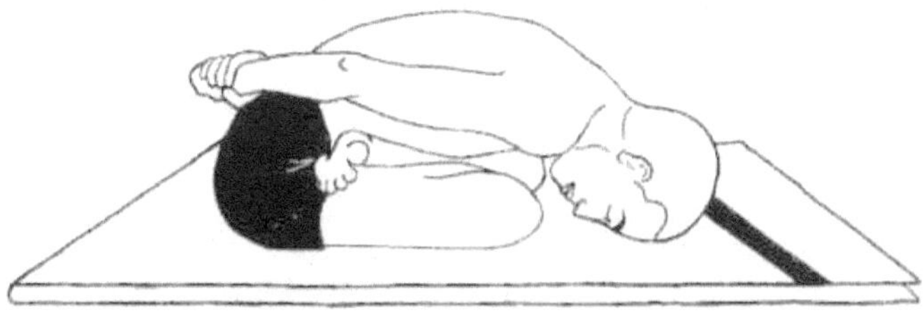

25. सूर्य नमस्कार

यह संपूर्ण शरीर के सभी अंगों के लिए बहुत ही लाभकारी है इसके अंतर्गत 12 आसन होते हैं यह आसन व्यक्ति को संपूर्ण रूप से स्वस्थ रखता है।

26. मत्स्येंद्र आसान

यह आसन पीठ गला हाथ पाव तथा सुसुमना आदि सभी अंगों को सुडौल एवं शक्तिपूर्ण बनता है ।

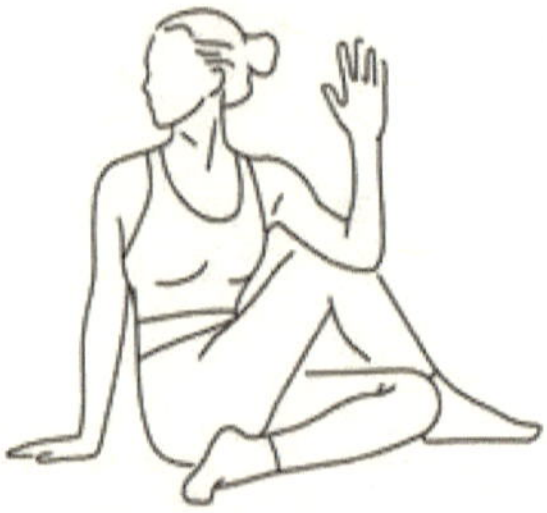

ऊपर वर्णित सभी आसन व्यक्ति को स्वस्थ रखने में सहायक हैं। लेकिन सारे ही आसन को हर व्यक्ति नहीं कर सकता है, क्योंकि प्रत्येक व्यक्ति की शारीरिक स्थिति अपने आप में बिल्कुल भिन्न एवं विशेष होती है इसलिए यह नहीं कहा जा सकता है कि प्रत्येक आसन सभी व्यक्ति के लिए समान रूप से लाभकारी है।

व्यक्ति की अपनी शारीरिक अवस्था व्याधियों एवं मनोवैज्ञानिक अवस्था यह सब बहुत महत्वपूर्ण है। इसलिए आवश्यकता के अनुकूल आसन एवं योग को अपनाना चाहिए। जो आसन जिस व्यक्ति के लिए लाभकारी है उसका ही अभ्यास उसे व्यक्ति को करना चाहिए।

कौन सा आसन व्यक्ति के लिए हितकर होगा यह योग विशेषज्ञ से परामर्श लेकर ही अपनाना चाहिए । कभी-कभी व्यक्ति की स्वयं की अनुभूति पर भी उपयोगिता निर्भर करती है।

आसन सभी बहुत गुणकारी हैं लेकिन इसका लाभ व्यक्ति विशेष की आवश्यकता के अनुसार ही उपयुक्त होता है।

इस पुस्तक में आसनों का विवरण दिए जाने का यह अर्थ बिल्कुल ही नहीं है कि आप इसे पढ़कर इसका अभ्यास आरंभ कर दें यह आसन आपकी जानकारी के लिए वर्णित है ।अभ्यास के लिए आवश्यक है कि आप किसी योग विशेषज्ञ से राय लें उसके दिशा निर्देश में अपनी शारीरिक समस्या

के अनुकूल आसन का चुनाव कर इसका अभ्यास करें। ताकि आपके स्वास्थ्य को पूर्ण लाभ मिल सके और आपका जीवन स्वस्थ हो सके ।

"प्रत्येक व्यक्ति का यह प्रथम कर्तव्य होता है कि वह अपने स्वास्थ्य के लिए जागरूक रहे सतर्क रहे तथा अपनी समस्याओं के लिए उचित चिकित्सा हेतु चिकित्सक से संपर्क करके अपनी शारीरिक अवस्था के अनुकूल चिकित्सा ले क्योंकि स्वास्थ्य एक बहुत बड़ी संपदा है।"

मैं ने पुस्तक के आरंभ में ही लिखा है कि-

स्वास्थ्य एक ऐसी संपदा है जिससे कुछ भी खरीदा जा सकता है । स्वास्थ्य के बिना कोई भी भौतिक साधन उपयोगी नहीं होता है ।

ध्यान (Meditation)

वर्तमान समय में ध्यान शब्द बड़ा ही व्यापक है। कई संस्था ऐसे हैं जो ध्यान की प्रक्रिया के अध्ययन एवं शिक्षण में संलग्न है। लेकिन यह ध्यान की प्रक्रिया कोई आधुनिक ज्ञान का विषय नहीं है यह हमारे ऋषि मुनियों के द्वारा अर्जित एवं संप्रेषित ज्ञान है।

भारत के प्राचीन ग्रंथो का यह एक महत्वपूर्ण अध्याय है। हमारे प्राचीन ग्रंथ जो विश्व की सबसे प्राचीन ग्रंथ है। वेद और गीता में ध्यान की विधि एवं उसकी विशेषताएं वर्णित है ।

ध्यान का सही ज्ञान और अभ्यास जीवन में बहुत शांति लाता है।

आंतरिक ज्ञान को जागृत कर बाहरी वातावरण की समस्याओं से अभियोजित करने में मदद करता है। व्यक्ति में संवेगात्मक स्थिरता आती है, जिसके फलस्वरूप बाहरी समस्याओं के कारण व्यक्ति तनाव में नहीं रहता है ।

उसका मानसिक संतुलन हर स्थिति में सामान्य रहता है इससे व्यक्ति को मानसिक एवं शारीरिक स्वास्थ्य का लाभ मिलता है।

ध्यान का ज्ञान। न सिर्फ वेद में और गीता में दिया गया है बल्कि आज से ढाई हजार वर्ष पहले गौतम बुद्ध ने भी बहुत ही सरल ढंग से लोगों को इसका व्यावहारिक ज्ञान दिया। जनमानस तक इस ज्ञान के लाभ को अनुभव करना सिखाए ।

गौतम बुद्ध ने जो ज्ञान दिए वह सभी पाली भाषा में है। जो तत्कालीन समाज में प्रचलित भाषा था ।उस समय की भाषा में ध्यान का ज्ञान दिया जिसके लिए उन्होंने "धम्मा " शब्द का प्रयोग किया ।

वर्तमान समय में "विपश्यना" की विधि के रूप में यह ज्ञान हमारे बीच है। यह विद्या विदेश में भी बहुत व्यापक है।

गुरुदेव श्री सत्यनारायण गोयनका जी के द्वारा चलाया गया यह ज्ञान केंद्र पूरे विश्व में फैला हुआ है। 300 से अधिक विपश्यना केंद्र विभिन्न देशों में है।

विपश्यना की क्रिया के द्वारा व्यक्ति की मनोस्थिति की चंचलता को नियंत्रित किया जाता है ।यह ध्यान की एक ऐसी विद्या है जिसमें व्यक्ति अपनी चेतना के विकार को दूर कर एक शुद्ध सात्विक एवं प्रीति की मनोवृति को विकसित करता है।
इस प्रकार-

"विपश्यना में व्यक्ति अपने चरित्र को नियंत्रित करने की कला को सीख सकता है । विचार की विकृतियों को नष्ट करके व्यक्ति स्वयं मैं एक सकारात्मक व्यक्तित्व को निर्मित करता है यह उसके शारीरिक और मानसिक स्वास्थ्य के लिए बहुत ही लाभकारी होता है ।"

व्यक्ति के अधिकांश रोगों का मूल कारण उसकी "विचार शैली" होती है।

इस विचार शैली का निर्माण उसकी भोजन प्रणाली तथा सामाजिक परिवेश के द्वारा होता है।

हम जब किसी व्यक्ति के लिए घृणा या द्वेष की भावना अपने अंदर रखते हैं तो वह सिर्फ हमारे विचार और भावना को ही प्रभावित नहीं करता है बल्कि यह आवेग हमारी भावना से संबंधित व्यक्ति तक अप्रत्यक्ष रूप से

पहुंचता है। भावना का यह आवेग उस व्यक्ति तक पहुंच कर उसके मन की स्थिति को प्रभावित करता है फिर सूक्ष्म शक्ति के रूप में उसकी प्रतिक्रिया प्रथम व्यक्ति जिसके द्वारा भेजा गया है उस व्यक्ति तक पहुंचता है ।

इस प्रकार सूक्ष्म का यह ज्ञान यह स्पष्ट करता है कि व्यक्ति की हर भावना उसके वातावरण में फैलती है और उस व्यक्ति के मन की स्थिति को प्रभावित करती है। इसलिए हमारा विचार और चिंतन हमारे व्यवहार का सूक्ष्म स्वरूप है। व्यक्ति की विचारधारा उस के व्यक्तित्व का एक बहुत ही महत्वपूर्ण हिस्सा है।

व्यक्ति के व्यक्तित्व की सकारात्मक मनोवृत्तियां सिर्फ व्यक्ति तक सीमित नहीं रहती है उसके वातावरण को व्यापक रूप से प्रभावित करती है। वातावरण भी सकारात्मक बन जाता है ।

नकारात्मक सोच - विकार एवं व्याधियों को उत्पन्न करते हैं। तथा सकारात्मक विचारधारा समाज को सद्भावना एवं प्रेम का वातावरण देता है। जिस के परिणाम स्वरूप व्यक्ति को मानसिक संतुष्टि एवं संवेगात्मक सुरक्षा प्राप्त होती है ,जो व्यक्ति के स्वस्थ जीवन के लिए परम आवश्यक है।

गोयनका जी ने पूरे देश एवं विश्व में विपश्यना केंद्र स्थापित कर इस ज्ञान के प्रसार का प्रयास मानव जीवन के कल्याण के लिए किया है। उन्होंने यह सेवा बिल्कुल निशुल्क रखा है ।10 दिनों की यह विपश्यना शिक्षा पूरी तरह से बिना शुल्क के दी जाती है। दान के द्वारा प्राप्त राशि से यह केंद्र निस्वार्थ भाव से चलाया जाता है। मानव में आन्त्रिक चेतना जागरण एवं स्वस्थ जीवन शैली की अद्भुत शिक्षा विपश्यना केंद्र में दी जाती है ।

यह शरीर पांच तत्वों से निर्मित है इसलिए बाहरी जगत के पांच तत्वों के प्रति वह आकृष्ट होता है और व्यक्ति के चेतन की वृत्ति में उन पांच तत्वों के गुण पाए जाते हैं।

जैसे-

अग्नि तत्व, जल तत्व, वायु तत्व, पृथ्वी तत्व एवं आकाश तत्व इसी का प्रभाव है कि सात्विक राजसिक और तामसिक यह तीनों गुण व्यक्ति में पाए जाते हैं।

तामसिक वृत्ति के कारण व्यक्ति अपने अंदर विकृत विचारों को समेट कर विकृत व्यक्तित्व वाले स्वरूप में अभिव्यक्त हो जाता है।

सात्विक विचार के कारण सात्विक एवं सकारात्मक व्यक्तित्व विकसित होता है। इन सात्विकता को विकसित करने के लिए ध्यान की प्रक्रिया बहुत ही उपयोगी होती है ।

व्यक्ति के चेतना का वास्तविक स्वरूप शांति है एवं प्रसन्नता है। इसलिए व्यक्ति हमेशा ही शांति एवं प्रसन्नता की खोज में रहता है। किंतु इस शांति एवं प्रसन्नता को बाहरी जगत से प्राप्त करना चाहता है। और इसलिए वह बाहरी जगत में तल्लीन हो जाता है। जो वास्तविक रूप से एक भ्रम की स्थिति होती है।

जबकि सत्य तो यह है कि शांति एवं प्रसन्नता एक आंतरिक स्वरूप की साधना से प्राप्त अनुभूति है। इसलिए ध्यान एवं साधना के अभ्यास से व्यक्ति संतुष्ट एवं प्रसन्न रहकर स्वस्थ रह सकता है।

बाहरी जगत में काम क्रोध मोह एवं अहंकार की व्यापकता में व्यक्ति उलझ जाता है जिसके फल स्वरुप मानसिक अंतर द्वंद एवं संघर्ष से ग्रस्त हो जाता है । उसकी मनोस्थिति में एक तनाव और अशांति की स्थिति रहती है जो उसके शारीरिक और मानसिक स्वास्थ्य के लिए हानिकारक होता है।

ध्यान के अभ्यास से व्यक्ति की बुद्धि जागृत होती है विवेक के द्वारा अपनी समस्या पूर्ण परिस्थितियों का निर्णय लेता है जिससे उसे संतुष्टि मिलती है। और वह प्रसन्न रहता है ।

पतंजलि योग प्रदीप में चित्त की अवस्था को निम्न रूप में वर्णित किया गया है ।

1. मूड अवस्था

यह पूरी तरह से अज्ञान अवस्था है इस अवस्था की निम्नलिखित तीन विशेषताएं हैं-

a. गुणात्मक अवस्था - तामसिक गुण प्रधान
b. वृत्तियों का स्वरूप - निद्रा तंद्रा एवं आलसीपन
c. प्रवृत्ति - अज्ञानता , अधर्म , एवं राग

2. क्षिप्त अवस्था

इस अवस्था में संसार का ज्ञान प्रमुख रहता है इनकी निम्नलिखित विशेषताएं हैं –

a. गुणात्मक अवस्था में रजोगुण प्रधान होता है।
b. मन की वृत्तियां में दुख चिंता एवं शोक की प्रधानता रहती है
c. प्रवृत्ति - व्यक्ति में राग एवं ऐश्वर्य की प्रवृत्ति रहती है।

3. विक्षिप्त अवस्था

इस अवस्था में निम्नलिखित तीन प्रकार के गुणात्मक तत्व पाए जाते हैं-

a. सत्व गुण की प्रधानता रहती है
b. मनोवृति में सुख क्षमादान और प्रसन्नता की प्रधानता रहती है ।
c. प्रवृत्ति - ज्ञान एवं वैराग्य की प्रवृत्ति की प्रधानता रहती है।

4. एकाग्र अवस्था

यह एक शुद्ध ज्ञान की अवस्था है। तीन प्रकार के गुण विशेष रूप से पाए जाते हैं ।

a. सात्विक गुण की प्रधानता रहती है ।
b. मनोवृति - तटस्थ मनोवृति की प्रधानता होती है ।
c. प्रवृत्ति - यथार्थ ज्ञान की प्रवृत्ति होती है।

5. निरुद्ध अवस्था -

यह अवस्था आंतरिक ज्ञान की अवस्था है इस समय निम्नलिखित तीन गुण प्रधान होते हैं।

a. गुणात्मकता : अंतर भूत ज्ञान जागृत होता है
b. मनोवृति : व्यक्ति की आंतरिक अवस्था स्वयं की वास्तविक स्वरूप में स्थित होती है ।
c. प्रवृत्ति : व्यक्ति की मनोस्थिति शांत होती है तथा स्वयं को दृष्ट स्वरूप में रखता है किसी बाहरी प्रभाव से व्यक्ति जल्दी विचलित नहीं होता है । व्यक्ति के व्यवहार और स्वभाव में स्थिरता देखी जाती है।

महर्षि पतंजलि ने इस प्रकार मनोभाव की अवस्थाओं का आरंभ से लेकर ध्यान की तल्लीन अवस्था तक का वर्णन किया है । महर्षि पतंजलि के अनुसार जब व्यक्ति मूल अवस्था में होता है तो बाहरी तत्वों का प्रभाव उस के ऊपर बहुत अधिक होता है। इस समय जड़ स्वरूप या अज्ञानता की पराकाष्ठा होती है इसलिए तमोगुण की प्रधानता रहती है । लेकिन ध्यान के कारण अर्थात ध्यान का अभ्यास करते हुए व्यक्ति जब अपने तामसिक गुण को नष्ट करने लगता है, तो उसके स्वभाव में परिवर्तन होता है।

वह एकाग्र होने लगता है।

उसकी आंतरिक अवस्था कुछ स्थिरता को प्राप्त करती है। वह स्वयं का विश्लेषण करने लगता है।

अपनी नकारात्मक भावनाओं से छुटकारा पाने का भी प्रयास करता है । धीरे-धीरे व्यक्ति अंतरभूत अवस्था में आने लगता है।

इस अंतर भूत स्थिति से सबसे बड़ा लाभ व्यक्ति को यह मिलता है की जगत के दुर्व्यवहार और दुष्कृतियों का उस पर अधिक प्रभाव नहीं पड़ता है।

व्यक्ति आत्म केंद्रित हो जाता है स्वयं की वास्तविक स्थिति में अभिभूत रहता है।

बाहरी प्रतिद्वंदिता एवं घृणा का उस पर विशेष प्रभाव नहीं पड़ता है । ध्यान के कारण उसमें ज्ञान की जागृति हो जाती है। आंतरिक रूप से वैराग्य की प्रवृत्ति आ जाती है।

जैसे-

विवेकानंद स्वामी रामकृष्ण परमहंस एवं योगानंद जी आदि जैसे व्यक्तित्व इस अवस्था को प्राप्त थे ।

इन लोगों के मनोस्थिति में इतनी शांति और वैराग्य था की बाहरी तत्व से विचलित नहीं होते थे ।

संस्कृत में ज्ञान की व्याख्या इस प्रकार की गई है-

" जो व्यक्ति सर्दी गर्मी अमीरी गरीबी प्रेम नफरत इत्यादि विषय से विचलित नहीं होता है और तटस्थ भाव से राजधर्म निभाता है वही सच्चा ज्ञानी है।"

इस प्रकार इस श्लोक में स्पष्ट कहा गया है -

" ध्यान से ज्ञान, ज्ञान से शांति और शांति से संतुष्टि तथा संतुष्टि से स्वस्थ जीवन प्राप्त होता है।"

ऋषियों ने ध्यान की निम्न अवस्थाओं का वर्णन किया है, जो एक क्रम में है।

आसन - ध्यान करने के लिए सर्वप्रथम पद्मासन या सुखासन में बैठना चाहिए ।

1. बैठने की स्थिति - एक निश्चित आसन में बैठने के बाद सर गला एवं रीड की हड्डी अर्थात मेरुदंड को बिल्कुल सीधी अवस्था में रखना चाहिए।
2. सांस लेने की क्रिया - सांस लेने की क्रिया बिल्कुल सामान्य निरंतर धीरे-धीरे स्वाभाविक स्वरूप का होना चाहिए ।

3. मन को एकाग्र करना - सांस की प्रक्रिया पर ध्यान रखते हुए मन को अन्य विषयों से दूर कर शांत भाव से एक निश्चित प्रतीक पर ध्यान को एकाग्र करना चाहिए विशेष कर सास की क्रिया स्वरूप पर ध्यान रखना चाहिए।
4. स्थिर चेतन स्वरूप - इस प्रकार कुछ देर में स्थिर मनोस्थिति में बैठने के बाद व्यक्ति के मन में आने वाले विकार और उद्वेग समाप्त हो जाते है । व्यक्ति एक स्थिर मनोभाव में स्थित हो जाता है इस प्रकार वह एक सकारात्मक स्वरूप का व्यक्तित्व प्राप्त करता है ।

ध्यान की क्रिया नियमित रूप से करने से शरीर के तंतुओं को शक्ति प्राप्त होती है । मन में उत्पन्न विकारों के समाप्त हो जाने के कारण क्षतिग्रस्त तंतुओं का पुनर्निर्माण होता है।

व्यक्ति की रोग निरोधी क्षमता सुदृढ़ होती है। शरीर हल्का होता है।

नकारात्मक मनोवृतियों का विनाश होता है। तथा सकारात्मक मानवीय शील गुण विकसित होते हैं । ध्यान की क्रिया से होने वाले लाभ को निम्न रूपों में वर्णित किया जा सकता है –

a. संतुष्टि (Contentment)
b. आत्मविश्वास (Self confidence)
c. आंतरिक शांति (Internal peace)
d. सकारात्मक जीवन वृति (Positive life instinct)
e. स्वस्थ शरीर एवं मन (Healthy mind and body)

इस प्रकार ध्यान की सही क्रिया एवं अभ्यास से व्यक्ति को मानसिक और शारीरिक स्वास्थ्य लाभ प्राप्त होता है।

हस्त मुद्रा (Hast mudra)

हस्त मुद्रा प्राचीन कालीन आध्यात्मिक एवं स्वास्थ्य ज्ञान का एक प्रमुख भाग है। जिन हस्त मुद्राओं का इस पुस्तक में वर्णन किया गया है वह गीता प्रेस के कल्याण आरोग्य अंक से लिया गया है । यहां वर्णित सभी मुद्राएं स्वास्थ्य लाभ से संबंधित है।

शरीर का सत्य स्वरूप है कि यह पंचभूत तत्वों से निर्मित है। इन पांच तत्वों का स्थान हमारी हथेली एवं उंगलियों में है ।प्राचीन कालीन ऋषियों एवं मनीषी ने इन पांच तत्वों का संतुलन पांचो उंगलियों के विभिन्न मुद्राओं के द्वारा करने की प्रक्रिया बताइ है। शरीर के इन पांच तत्वों में किसी प्रकार का असंतुलन आता है तभी शारीरिक विकार उत्पन्न होते हैं।

यदि हस्त मुद्राओं के द्वारा इन तत्वों को संतुलित कर लिया जाए तो रोग का निदान हो जाता है । हमारी पांचो उंगलियों में पाए जाने वाले पांच तत्व इस प्रकार हैं-

1. कनिष्ठ (Little finger) जल तत्व
2. अनामिका (Ring finger) पृथ्वी तत्व
3. मध्यम (Middle finger) आकाश तक
4. तर्जनी (Index finger) वायु तत्व
5. अंगूठा (Thumb) अग्नि तत्व

इस प्रकार पांचो उंगलियों में स्थित तत्वों का हस्त मुद्राओं के द्वारा संतुलन एवं नियंत्रण होता है। मुख्य हस्त मुद्राएं निम्नलिखित है –

1. ज्ञान मुद्रा

इस मुद्रा का उपयोग सामान्यतया ध्यान की क्रिया के लिए किया जाता है। इसमें अंगूठे एवं तर्जनी (Thumb and index finger) के अग्रभाग को संयुक्त किया जाता है एवं बाकी उंगलियां सीधी खुली अवस्था में रहती है।

लाभ -

यह ज्ञान मुद्रा व्यक्ति के मस्तिष्क के स्नायु को प्रबल करती है तथा इसका अभ्यास करने से व्यक्ति की स्मरण शक्ति सुदृढ़ होती है।

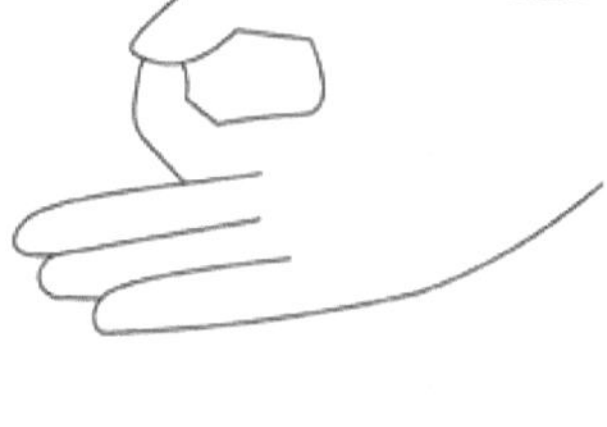

2. वायु मुद्रा

इस मुद्रा को करने के लिए तर्जनी को अंगूठे के मूल भाग हथेली की ओर के हिस्से(Part towards palm) में स्पर्श कराया जाता है एवं अन्य तीन उंगलियां को सीधा रखा जाता है ।

लाभ -

यह हस्त मुद्रा व्यक्ति के शरीर के वायु तत्व को संतुलित करता है जिससे वात रोग नहीं होते हैं। जैसे गठिया (Gout) एवं साइटिका जैसे नहीं होते हैं साथ ही घुटने के दर्द में भी आराम मिलता है।

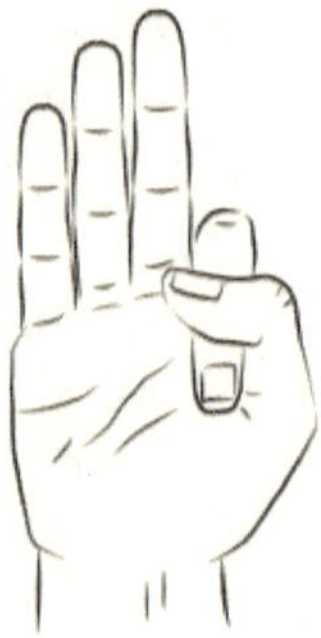

3. आकाश मुद्रा

इस मुद्रा को करने के लिए मध्यम उंगली (Middle finger) को अंगूठे के अग्रभाग (Top of the thumb) के साथ संयुक्त कर बाकी तीन उंगलियां को सीधी अवस्था में रखा जाता है।

लाभ –

इस मुद्रा के करने से शरीर के हड्डियों को शक्ति प्राप्त होती है साथ ही कान के सभी प्रकार के रोगों यहां तक की बहरापन में भी लाभ पहुंचता है ।

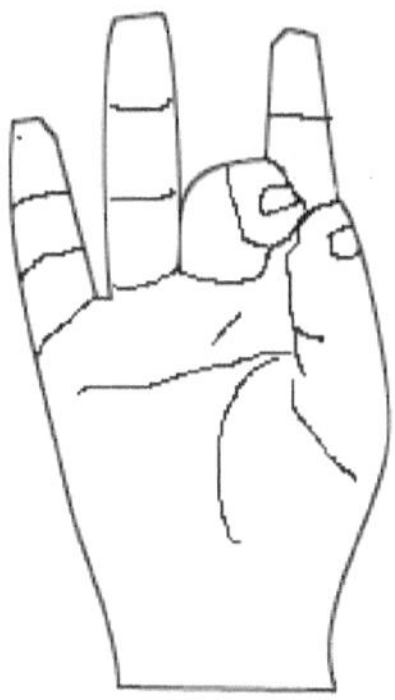

4. शून्य मुद्रा

इस मुद्रा में मध्यम उंगली को तलहटी की ओर (Towards palm) मूल में सटकर अंगूठे से दबाया जाता है ।

लाभ-

यह मुद्रा बहरापन के लिए बहुत ही लाभकारी है साथ ही थायराइड के रोग में भी यह लाभकारी है।

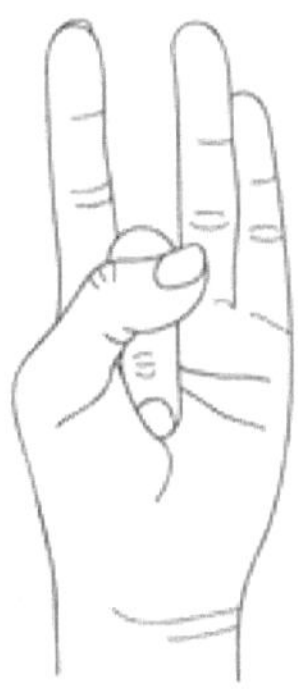

5. पृथ्वी मुद्रा

इस मुद्रा में अनामिका उंगली (Ring finger) के अग्रभाग(Top point) तथा अंगूठे के शीर्ष भाग (Top point) को संयुक्त(Joint) किया जाता है ।

लाभ -

इस मुद्रा से शरीर में स्फूर्ति आती है तथा पाचन शक्ति भी सुद्दढ़ होती है जिससे शरीर के रोग उन्मूलन क्षमता की वृद्धि होती है

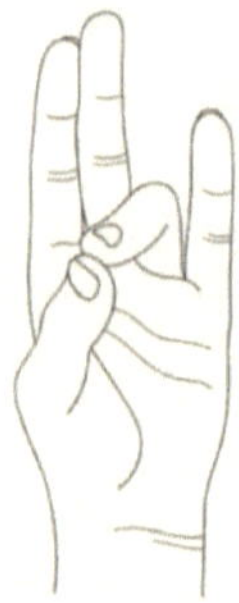

6. सूर्य मुद्रा

इस मुद्रा में अनामिका उंगली((Index finger) को अंगूठे के मूल भाग (Towards palm of thumb) के साथ स्पर्श कर कर ऊपर से अंगूठे से दबाना है।

लाभ-

इस मुद्रा से शरीर संतुलित होता है यकृत(liver) मधुमेह(diabetes) एवं कोलेस्ट्रॉल (cholesterol) आदि बीमारियों में बहुत लाभकारी है ।

सावधानियां -

गर्मी के दोनों में यह मुद्रा ज्यादा समय नहीं करना चाहिए साथ ही दुबले पतले शरीर वाले व्यक्ति को यह मुद्रा नहीं करना चाहिए।

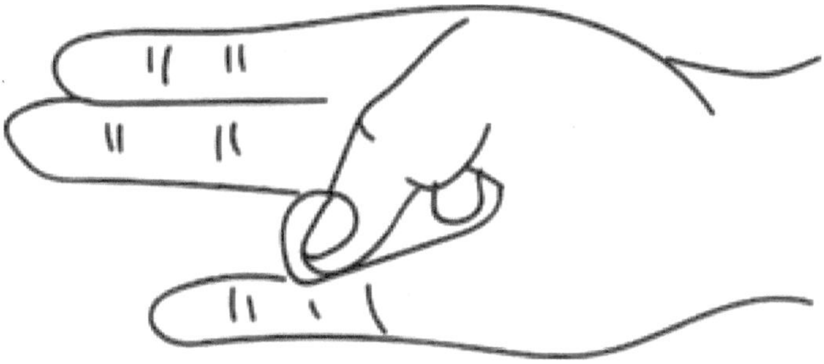

7. वरुण मुद्रा

इस मुद्रा में कनिष्ठ (little finger) के अग्रभाग (top point) तथा अंगूठे के अग्रभाग(top point of thumb) को संयुक्त (joint) किया जाता है बाकी तीन उंगलियां को सीधा रखा जाता है।

लाभ -

यह मुद्रा शरीर के रूखापन को दूर करता है।

सावधानियां -

कफ प्रकृति वाले व्यक्ति को यह मुद्रा नहीं करना चाहिए ।

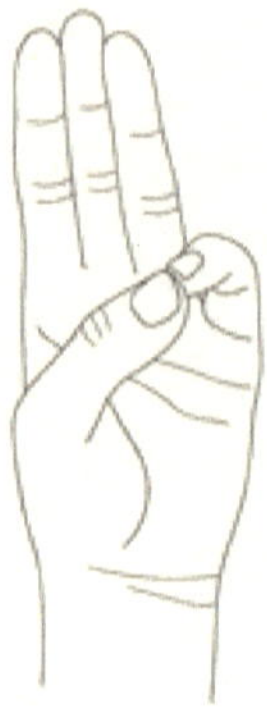

8. अपान मुद्रा

इस मुद्रा में अनामिका उंगली (ring finger) तथा मध्य उंगली (middle finger) के शीर्ष भाग (top point) को अंगूठे के शीर्ष भाग(top point of thumb) तीनों को संयुक्त किया जाता है एवं बाकी उंगलियां सीधी रहती है ।

लाभ –

इस मुद्रा से कब्ज की समस्या वाले व्यक्ति को लाभ मिलता है। पेट एवं हृदय के लिए यह मुद्रा बहुत ही लाभकारी है।

सावधानियां -

इस मुद्रा से मूत्र की बारंबारता बढ़ती है इसलिए अधिक मूत्र की समस्या से ग्रस्त व्यक्ति को यह मुद्रा नहीं करना चाहिए।

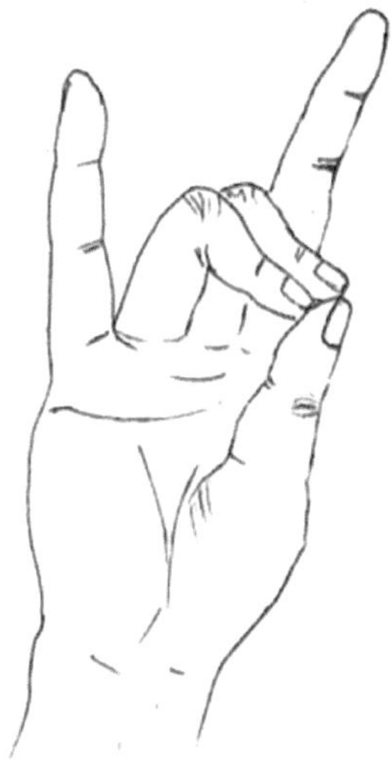

9. अपान वायु या हृदय रोग मुद्रा

इस मुद्रा में तर्जनी उंगली (index finger) को अंगूठे (thumb) के मूल भाग (starting point) में स्पर्श करना है तथा मध्य उंगली एवं अनामिका उंगली(middle finger and ring finger) के शीर्ष भाग को (top point) अंगूठे के शीर्ष भाग (top point of thumb) के साथ संयुक्त करना है।

लाभ -

यह मुद्रा गैस के रोगियों के लिए बहुत ही लाभकारी है तथा उच्च रक्तचाप(high blood pressure) के लिए भी बहुत लाभकारी है ।

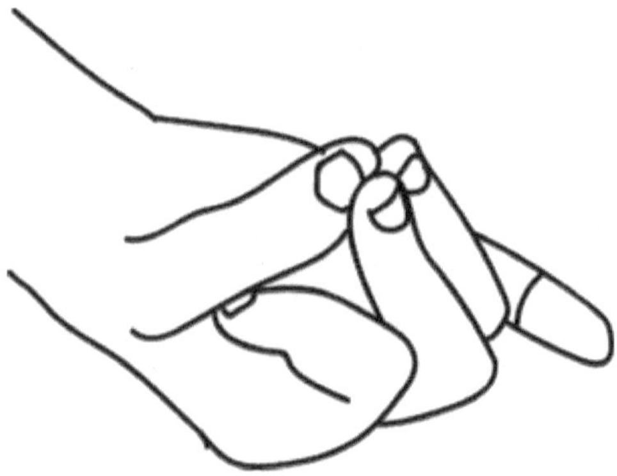

10. प्राण मुद्रा

इस मुद्रा में कनिष्ठ अंगुली(little finger) तथा अनामिका उंगली (ring finger) के शीर्ष भाग(top point) के साथ अंगूठे के शीर्ष भाग (top point of thumb) को संयुक्त किया जाता है तथा बाकी उंगलियों को सीधी स्थिति में रखा जाता है।

लाभ या मुद्रा शारीरिक दुर्बलता दूर करती है। शरीर की रोग प्रतिरोधक क्षमता(immune system) को सुदृढ़ करती है। एवं शरीर में होने वाले विटामिन की कमी को भी दूर करती है ।

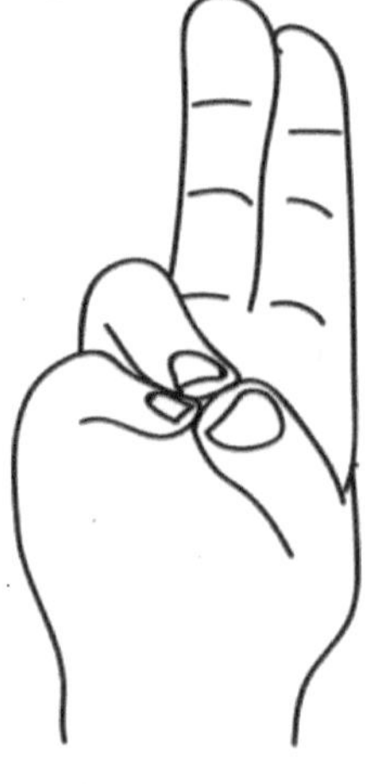

मुद्रा संबंधी यह संपूर्ण विवरण गीता प्रेस के कल्याण के आरोग्य अंक पृष्ठ संख्या 298 और 299 से ली गई है इस लेख में लाभ के साथ-साथ सावधानियां भी बताई गई है वे सावधानियां निम्न प्रकार की है -

a. भोजन करने के समय किसी भी प्रकार की मुद्राओं का करना निषेध है।
b. चलते फिरते हुई अवस्था में कोई भी मुद्रा नहीं किया जाना चाहिए ।
c. रोग मुक्त हो जाने पर उससे संबंधित मुद्रा नहीं करना चाहिए ।
d. अपने शरीर की आंतरिक एवं बाहरी स्थिति को ध्यान में रखकर यह सभी मुद्रा में से कोई भी किया जाना चाहिए ।
e. किसी भी मुद्रा का अभ्यास विशेषज्ञ के मार्गदर्शन में किया जाना चाहिए । प्राचीन ऋषि मुनियों के द्वारा खोज किया गया एवं उपयोग किए जाने वाले यह सारी मुद्राएं किसी न किसी के लिए अवश्य ही लाभकारी है।

व्यक्ति को अपनी शारीरिक विशेषताओं एवं सीमाओं की जानकारी के साथ इसका उपयोग करना चाहिए जिससे ज्यादा लाभ प्राप्त हो सके । किसी विशेषज्ञ के निर्देशन में मुद्राओं का किया जाना बहुत ही लाभकारी होता है।

स्वयं को स्वस्थ रखने के लिए किए जाने वाले योग अभ्यास मुद्रा अभ्यास तथा प्राणायाम यदि सही समय सही तरीका एवं सही मार्गदर्शन के साथ किया जाए तो बहुत ही उत्कृष्ट लाभ पहुंचता है ।

व्यक्तित्व की विशेषताएं (PERSONALITY CHARACTERISTICS)

"व्यक्ति का व्यक्तित्व उस के बाहरी शरीर एवं आंतरिक मनोवैज्ञानिक विशेषताओं का एक एकीकृत (unified) स्वरूप है। जिसके कारण हर व्यक्ति अपने आप में विशेष होता है। उसके गुण कई अर्थों में अन्य व्यक्तियों से बिल्कुल ही अलग स्वरूप के होते हैं।"

इस प्रकार हर व्यक्ति का व्यक्तित्व अपने आप में विशिष्ट स्वरूप का होता है । सकारात्मक व्यक्तित्व वाले व्यक्ति में किसी रोग से निदान पाने की आंतरिक शक्ति अधिक होती है। जीवन के प्रति उनका दृष्टिकोण बहुत ही सकारात्मक होता है, जिससे वातावरण मैं व्याप्त कारण से होने वाली समस्या या आंतरिक शारीरिक दुर्बलता से प्राप्त समस्या का समाधान वह आसानी से कर लेते हैं।

सकारात्मक व्यक्तित्व की निम्नलिखित विशेषताएं होती है –

वास्तविक (Realistic)

सकारात्मक व्यक्तित्व का व्यक्ति परिस्थिति की वास्तविकता को पूर्ण रूप से समझ कर उसके कारण की समीक्षा करता है तथा उसके सकारात्मक समाधान के लिए प्रयत्नशील रहता है। किसी कारण से वातावरण में उपस्थित समस्या के समाधान करने में उसके परिणाम और दुष्परिणाम सभी को विवेकपूर्ण ढंग से विश्लेषण करने की क्षमता वास्तविकता से संबंध रखने वाले व्यक्ति में होती है।

उनके विचार और चिंतन शैली में लचीलापन पाया जाता है। किसी प्रकार की पूर्व धारणा(prejudice) से ग्रस्त होकर निर्णय लेने की प्रवृत्ति उनमें नहीं होती है ।

वास्तविकता से संबंध रखने वाले व्यक्ति में सूझबूझ अधिक होती है और रचनात्मक तरीके से समस्या का समाधान कर वे तनाव मुक्त रहते हैं जिनसे उनका मानसिक स्वास्थ्य एवं शारीरिक स्वास्थ्य अच्छा रहता है।

चार्ल्स डार्विन (charles Darwin) ने अपनी पुस्तक ओरिजिन ऑफ स्पीशीज (origin of species 1879) में लिखा है-

(Organism best adjusted in their environment are most successful in surviving)

अर्थात जो जीव वातावरण में जितनी अच्छी तरह अभियोजन करता है उसका जीवन उतना ज्यादा सफल होता है।

इससे स्पष्ट है कि व्यक्ति के स्वस्थ जीवन के लिए उसका सफल अभियोजन होना आवश्यक है और इस सफल अभियोजन के लिए वास्तविक विचार शैली होनी आवश्यक है ।यदि व्यक्ति का अभियोजन संतोषप्रद नहीं होता है तो वह मानसिक स्तर पर एक तनाव से गुजरता है जिससे उसका मानसिक और शारीरिक स्वास्थ्य प्रभावित होता है।

प्रसन्नता (Happiness)

स्वस्थ जीवन का आधारभूत कारक प्रसन्नता है। प्रसन्नता कोई वस्तुनिष्ठ बाह्य तत्व नहीं है , बल्कि यह एक आंतरिक आत्म अनुभूति है जो व्यक्ति के बाह्य जगत की अनुभूति को बदल देता है।
संस्कृत में एक श्लोक है जिसका अर्थ है कि-

" यदि मन में खुशी है तो संपूर्ण जगत ही प्रसन्न नजर आता है, और यदि मन में अप्रसन्नता है तो संपूर्ण जगत अप्रसन्न दिखाई देता है । "

प्रसन्नता व्यक्ति की एक नैसर्गिक एवं स्वाभाविक विशेषता है। दुखी होकर व्यक्ति कभी भी सही जीवन नहीं जी सकता है।

प्रसन्नता एक मनोभाव है लेकिन इसका व्यक्ति के शरीर के न्यूरोलॉजीकल स्थिति (Neurological condition) से घनिष्ठ संबंध होता है।

कुछ रासायनिक तत्व जैसे-

a. डोपामिन(Dopamine)
b. सेरोटोनिन(Serotonin)
c. एंडोर्फिंस (Endorphins)
d. ऑक्सीटोसिन (Oxytocin)

यह सभी हमारे मनोस्थिति को प्रभावित करते हैं

डोपामिन (Dopamine)

यह मस्तिष्क में संचारित एक ऐसा तत्व है जो हमारी प्रसन्नता की स्थिति में ही स्रावित होता है । उदाहरण के लिए अच्छे भोजन ,अच्छी मनपसंद कोई भी चीज का होना जो हमें प्रसन्नता देता है वैसी स्थिति में डोपामिन मस्तिष्क से संचारित होता है यह एक ऑर्गेनिक रसायन (Organic chemical) है।

सेरोटोनिन (Serotonin)

यह एक ऐसा रसायन तत्व है जो व्यक्ति के शरीर के अनेकों कार्य प्रणाली पर बहुत अधिक प्रभाव डालता है नींद, पाचन शक्ति, मनोस्थिति खून जमना (Blood clotting) आदि। अवसाद(depression) की स्थिति में शरीर में सेरोटोनिन की मात्रा कम हो जाती है।

एंडोर्फिंस (Endorphins)

शरीर में पाया जाने वाला यह रसायन तत्व प्रसन्नता के समय स्रावित होता है। यह रसायन तत्व व्यक्ति के तनाव को कम कर देता है। इसे" प्रसन्नता का हार्मोन(hormone) कहा जाता है।

एंडोर्फिन व्यक्ति के शरीर का प्राकृतिक दर्द निरोधक (Pain killer) है। यह हाइपोथैलेमस तथा पिट्यूटरी ग्रंथि(Hypothalamus and pituitary gland) के द्वारा स्रावित होता है। इस रसायन के प्रभाव से व्यक्ति में प्रेम और सहानुभूति तथा करुणा के भाव प्रत्यक्ष होते हैं।

इसीलिए इसे प्रेम हार्मोन(Love hormone) कहा जाता है। जब डोपामिन एवं सेरोटोनिन हार्मोन मस्तिष्क के द्वारा निकलते हैं तब शरीर में ऑक्सीटोसिन की मात्रा बढ़ जाती है जिस के फल स्वरुप व्यक्ति स्वयं को प्रसन्न महसूस करता है।

इस प्रकार ऑक्सीटोसिन डोपामिन एवं सेराटोनिन को प्रसन्नता का हार्मोन कहा गया है । यह हारमोंस हमारे तंतुओं के संचालन को निर्धारित करते हैं तथा व्यक्ति की मनोस्थिति को भी प्रभावित करते हैं। सकारात्मक संवेग (positive emotion) को प्रबल करते हैं।
व्यक्ति की आंतरिक शारीरिक तंत्रिका तंत्र (Nervous system) बिल्कुल सुचारू रूप से चलती है ।इसके प्रभाव स्वरूप व्यक्ति का स्वास्थ्य अच्छा रहता है ।

गौतम बुद्ध ने कहा है-

"स्वयं को समझने के लिए मन का शांत होना परम आवश्यक है।"

" ईर्ष्या एवं तनाव में रहना अपने अंदर गर्म कोयले को रखने के समान है। जिस कारण से व्यक्ति में मानसिक अस्थिरता तथा शारीरिक व्याधियों का समावेश होता है।"

अनेकों शोध परिणाम में यह देखा गया है कि प्रसन्न रहने वाले व्यक्ति में हृदय रोग(Cardio vascular disorder) की संभावना कम रहती है। मन में किसी प्रकार का तनाव नहीं रहने के कारण चेहरे पर भी एक तेज बना रहता है। व्यक्ति में आत्म प्रसन्नता के साथ-साथ आत्म शक्ति भी विकसित होती है।

प्रसन्नता के दो स्रोत होते हैं-

a. आंतरिक(Intrinsic)
b. बाहरी (Extrinsic)

वस्तुत प्रसन्नता एक आंतरिक अवस्था है, इसलिए यदि इसका स्रोत आंतरिक हो तो वह ज्यादा स्थाई होता है ।

"आंतरिक स्रोत से प्राप्त प्रसन्नता आंतरिक संतुष्टि देता है साथ ही व्यक्ति की प्रसन्न मनोस्थिति रहती है।"

यदि व्यक्ति आंतरिक रूप से प्रसन्न रहता है तो बाहरी तत्वों का उसके ऊपर कोई प्रभाव नहीं पड़ता है किसी भी परिस्थिति में प्रसन्न चित्त रहने वाला व्यक्ति हमेशा प्रसन्न ही रहता है।

इसके विपरीत बाहरी चीजों में प्रसन्नता ढूंढने वाला व्यक्ति बाह्य जगत पर आश्रित होता है ।

जैसे-

कोई घर गाड़ी या कोई , प्रिय वस्तु खरीद कर वह खुश हो जाता है, तो यह खुशी का एक बाहरी स्रोत होता है। इसी प्रकार बाहरी नाते रिश्ते एवं मित्र के साथ संबंध को प्रिय रखकर प्रसन्नता पाना कभी स्थाई नहीं होता है। क्योंकि यह बाहरी चीज कभी स्थाई नहीं होती है ।

वर्तमान भौतिकवादी युग में व्यक्ति प्रसन्नता का स्रोत (Source of happiness) बाहर की वस्तुओं की प्रति बना लिया है। लेकिन यह प्रसन्नता एक आश्रित प्रसन्नता है ।

जैसे ही बाहरी चीज जो प्रसन्नता देती हैं वह उनसे दूर हो जाती है तो व्यक्ति उदास हो जाता है। एक तनाव की अवस्था में आ जाता है और इसका परिणाम यह होता है कि वह अवसाद और निराशा(Depression and frustration) से ग्रस्त हो जाता है। क्योंकि व्यक्ति उन चीजों से स्वयं को इतना अधिक आत्मीय कर लेता है की अपनी वास्तविक आंतरिक प्रसन्नता की स्थिति को उसके बिना समझता ही नहीं है । इन बाहरी चीजों से किसी प्रकार का भी विच्छेद व्यक्ति के शारीरिक और मानसिक स्वास्थ्य पर दुष्प्रभाव डालता है।

जगत की कोई भी स्थिति स्थाई नहीं है यह प्रकृति का नियम है।
गौतम बुद्ध ने कहा है कि –

" हम बाह्य जगत से प्राप्त खुशी को स्थाई मान लेते हैं और फिर उसे खोने पर हमें दुख की अनुभूति होती है "

बाहरी जगत से खुशी पाने के निम्नलिखित स्रोत होते हैं-

a. व्यक्ति (Individual)
b. आकांक्षा पूर्ति (Desire fulfilment)
c. प्रत्याशा (Expectation)

" बाहरी जगत के यह सारे ही साधन बारिश की बूंद की तरह है जो थोड़ी देर के लिए दिखाई देते हैं और फिर विलीन हो जाते हैं।"

इसलिए स्थाई प्रसन्नता के लिए व्यक्ति को स्वयं में प्रसन्नता का गुण का समावेश कर लेना चाहिए । यह बाहरी तत्व व्यक्ति को संवेगात्मक रूप से असंतुलित करते हैं क्योंकि यह परिवर्तनशील होते हैं।, जिस समय व्यक्ति को प्राप्त होता है थोड़ी देर के लिए संवेगात्मक संतुष्टि एवं प्रसन्नता देते हैं लेकिन जब दूर चले जाते हैं तो व्यक्ति दुख और विषाद में पहुंच जाता है ।

यह बाहरी खुशी के साधन की शिक्षा कोई आंतरिक गुण नहीं है बल्कि बाहर से दिया गया प्रशिक्षण है

उदाहरण के लिए-

एक बच्चा जब छोटा होता है तब से ही उसे खुशी के लिए बाहरी चीजों पर आश्रित होने का प्रशिक्षण हमारा समाज देने लगता है। वह बिल्कुल छोटा होता है- रो रहा होता है, तो उसके माता-पिता या अन्य किसी व्यक्ति को दिखाकर कहते हैं कि-

" देखो यह तुम्हारा भाई है तुम्हारी मां है तुम चुप हो जाओ तुम खुश हो जाओ"

इससे थोड़े बड़े होने पर हम उसे खिलौना देकर कहते हैं-

"देखो यह कितनी अच्छी चीज है तुम खुश हो जाओ ।"

इस प्रकार लगातार बाहरी चीज देकर के हम उसे खुश होने का प्रशिक्षण देते हैं। जिससे उसका संबंध बाहरी चीजों से हो जाता है और बाहरी वातावरण उसकी खुशी का स्रोत बन जाता है।

इस प्रकार बढ़ती उम्र के साथ धीरे-धीरे बाहर की चीज ही प्रसन्नता का विषय बन जाती है। बच्चे का संबंध खुशी के लिए बाहरी वस्तुओं से हो जाता है।

समय के साथ व्यक्ति के व्यक्तित्व का यह स्वभाव बन जाता है कि वह बाहर की चीजों में अपनी खुशी को ढूंढता है। अर्थात उसकी आंतरिक खुशियों की वास्तविक आंतरिक स्रोत का उसे ज्ञान ही नहीं होता है।

बढ़ती उम्र के साथ माता-पिता उसे बाहरी उपलब्धियां में उसकी खुशी और अपनी खुशी की शिक्षा देते हैं। पहले उसे पढ़ाई में अच्छे परीक्षा फल की बात कही जाती है, जो उसकी और अभिभावक की खुशी का विषय होगा । उसके पश्चात जीवन में सफल होने के लिए एवं प्रसन्न रहने के लिए एक अच्छी नौकरी का ज्ञान उसे दिया जाता है। और इसके बाद आधुनिक संसाधन अच्छे मकान अच्छी गाड़ी का खरीदना प्रसन्नता का विषय बताया जाता है ।

अपने इसी प्रसन्नता के साधनों को एकत्र करने में वह सदैव ही प्रयत्नशील रहता है । प्रसन्नता के प्राप्ति के इन साधनों को पाने में वह इतना व्यस्त होता है की आंतरिक संतुष्टि का ध्यान भी उसे नहीं रहता है। अपनी व्यस्तता के दौर में कई प्रकार के शारीरिक स्वास्थ्य हीनता को स्वयं में समेट लेता है जैसे मधुमेह(Diabetes) उच्च रक्तचाप (HIGH blood pressure) एवं चिंता विकृति (Anxiety neuroses) आदि।

इसलिए स्वस्थ रहने के लिए आवश्यक है कि व्यक्ति प्रसन्नता के लिए बाहरी वस्तुओं पर आश्रित ना रहे। प्रसन्नता एक आंतरिक अवस्था है और इसके स्रोत भी आंतरिक हो तो वह स्थाई और स्वास्थ्याप्रद होता है।

प्रसन्न रहना जब व्यक्ति के व्यक्तित्व का एक विशेष गुण बन जाता है तो बाहरी वातावरण के उन तत्वों का जो उनके इच्छा के विपरीत होता है या दुख देने वाले होते हैं उसका प्रभाव व्यक्ति की मानसिक अवस्था पर नहीं पड़ता है ।अर्थात उसे किसी प्रकार का अवसाद या तनाव से नहीं गुजरना पड़ता है। ।प्रसन्नचित एवं स्थिर रहते हुए अपनी समस्या का समाधान सकारात्मक रूप से करता है।

आंतरिक रूप से प्रसन्न रहने वाले व्यक्ति में निम्नलिखित गुण होते हैं-

a. आशावादी रहना (optimistic)
b. धैर्य रखना तथा रचनात्मक समाधान ढूंढना (Patiently to find a good solution)
c. हमेशा खुश रहना (Always in happiness)

वास्तविक खुशी के लिए आवश्यक है कि व्यक्ति अपने व्यक्तित्व में खुश रहने के गुण को विकसित करें बाहरी तत्व हमेशा ही अस्थिर है, उस पर आश्रित होकर प्रसन्नता महसूस करना क्षणिक प्रसन्नता होगी तथा दुख का कारण भी होगा जो व्यक्ति के मानसिक और शारीरिक स्वास्थ्य को प्रभावित करता है।

उपनिषद मैं स्पष्ट कहा गया है कि-

" व्यक्ति का व्यक्तित्व जब सुदृढ़ होता है तो बाहरी वातावरण का दुष्प्रभाव उसे पर नहीं पड़ता है।"

अर्थात-

" यह समझना चाहिए कि मैं संसार रूपी वृक्ष को हिलाने वाला हूं। मेरी कीर्ति पर्वत के सदृश है। मैं वह हूं जिनके ज्ञान का पवित्र प्रकाश ऊंचा उदय हुआ है मानो कि सूरज मै हूं। । मैं वह हूं जो असली अमृत है। मैं चमकता हुआ धन का खजाना हूं।"

यहां पर व्यक्ति के आंतरिक शक्ति एवं संकल्प के सुदृढ़ होने की शिक्षा दी गई है । व्यक्ति को स्वयं में इतनी शक्तिशाली भावना रखनी चाहिए की बाहरी चीजों का प्रभाव उसे पर नहीं पड़े।

व्यक्ति की आंतरिक सुदृढ़ आत्मविश्वास का बाहरी वातावरण पर प्रभाव पड़ता है। व्यक्ति के संकल्प शक्ति के स्रोत स्वाभाविक रूप से बाहरी वातावरण में उसे प्राप्त होने लगता है और व्यक्ति को सफलता मिलती है जिससे उसे संतुष्टि एवं प्रसन्नता प्राप्त होती है।
प्रसन्नता एक औपचारिक व्यवहार के रूप में धारण करना बहुत अधिक लाभदायक नहीं होता है। क्योंकि आंतरिक रूप में प्रसन्नता की अनुभूति नहीं हो पाती है। अच्छे स्वास्थ्य के लिए आवश्यक है कि व्यक्ति आंतरिक

रूप से हमेशा प्रसन्नता को महसूस करें कभी दोहरी स्वभाव का व्यवहार ना करें-

उदाहरण के लिए-

यदि कोई व्यक्ति घर से बाहर अपने पसंद की नौकरी करने चला जाता है जिसे करके उसे संतुष्टि एवं प्रसन्नता प्राप्त होती है। किंतु घर परिवार के अन्य सभी सदस्य को उसका इस तरह से घर से बाहर जाकर नौकरी करना पसंद नहीं आता है। बाहर जाकर नौकरी करने वाला व्यक्ति परिवार वालों के इस मनोवृत्ति के कारण दुखी होकर अपनी नौकरी छोड़कर आ जाता है तथा अपने परिजनों के साथ उनके मन के अनुकूल जीवन जीने लगता है।

" यहां पर व्यक्ति आंतरिक रूप से खुश होकर अपनी नौकरी छोड़कर नहीं आता है। उसके अंतर मन में अपनी उस नौकरी के लिए एक दुख रहता है ।"

इस प्रकार वह दोहरा जीवन जीता है। यहां पर नौकरी छोड़ने वाले व्यक्ति को आंतरिक प्रसन्नता बिल्कुल ही नहीं है। एक उदासी एवं दुख जो उसके मन में व्याप्त है इसका प्रभाव बाहरी वातावरण पर निश्चित रूप से पड़ता है परिणाम स्वरूप घर के लोग भी इतने प्रसन्न नहीं होते हैं और एक तनाव की स्थिति रहती है।

व्यक्ति की मनोभावनाओं का प्रभाव उसके वातावरण पर पड़ता है। और बाहरी परिवेश व्यक्तियों के मनोभावनाओं की अंतः क्रिया का प्रतिफल होता है। इसलिए आंतरिक रूप से प्रसन्न रहने पर बाहरी वातावरण में भी सकारात्मक शक्तियों का प्रसार होता है।

यह सकारात्मक शक्ति व्यक्ति को मानसिक ऊर्जा प्रदान करता है। परिवेश में उसका अभियोजन बहुत ही सफल होता है।

एक स्वस्थ और संतुष्ट जीवन के लिए एकीकृत मनोवृति का होना आवश्यक है।

कभी भी दोहरी मनोभाव के साथ व्यवहार करना लाभदायक नहीं होता है। व्यक्ति का दोहरा मनोभावों का व्यवहार व्यक्ति को स्वयं द्वंद में रखता है तथा बाहरी वातावरण में भी एक निषेधात्मक वातावरण बनता है। इसलिए व्यक्ति का व्यक्तित्व हमेशा ही एक सुदृढ़ एवं निर्णायक स्वरूप का होना चाहिए जिससे वह एक सफल एवं प्रसन्न चित् जीवन जी सके ।

परिस्थिति जितनी भी प्रतिकूल हो यदि आंतरिक मन की शक्ति सकारात्मक हो तो उस प्रतिकूलता का प्रभाव व्यक्ति के मन को प्रभावित नहीं करता है । प्रसन्न रहने के लिए किसी प्रत्याशा पर आश्रित नहीं होना चाहिए क्योंकि आवश्यक नहीं है कि व्यक्ति को हमेशा ही उसकी आशा के अनुकूल परिस्थिति प्राप्त हो अगर प्रत्याशा से अपने मन की शक्ति की संपुष्टि किया जाए तो यह प्रसन्नता प्राप्ति का बाहरी स्रोत होगा। जो की व्यक्ति के मानसिक स्वास्थ्य के लिए हानिकारक होगा ।

यह बिल्कुल ही आवश्यक नहीं है कि व्यक्ति को समाज के अन्य लोगों से व्यवहार एवं प्रतिक्रिया उसकी प्रत्याशा के अनुकूल मिले। यह मानवीय वातावरण कोई प्रयोगशाला नहीं है जिसमें एक निश्चित केमिकल का मिश्रण एक निश्चित परिणाम देगा। मानवीय अंतर क्रिया में प्रतिक्रिया स्वरूप अनेक विविधताएं आती है। यह विविध व्यवहार से कभी-कभी संतोष प्राप्त होते हैं, तो कभी वे दुखदाई होते हैं।

लेकिन इसमें विचलित हो जाना एक सकारात्मक व्यक्तित्व के लोगों के लिए सही प्रत्याशा नहीं होगा। सफल अभियोजन के लिए आवश्यक है की एक संतुलित मनोस्थिति में रहना चाहिए। जिस के प्रभाव स्वरूप व्यक्ति स्वस्थ रह सके और अनेकों व्याधियों से उनका बचाव हो सकता है।

बुद्धि स्तर (Intelligence level)

व्यक्ति की व्यक्तित्व की विशेषताएं एवं उसकी अभियोजन क्षमता उसकी बौद्धिक क्षमता से प्रभावित होती है। सामान्य से कम बुद्धि वाले व्यक्ति अर्थात जिनकी बुद्धि लब्धि (IQ) सामान्य से कम बुद्धि स्तर की होती है उनमें अभियोजन की समस्या होती है। वह अपने स्वास्थ्य के प्रति वे निष्क्रिय होते हैं जिससे स्वास्थ्य संबंधी समस्या उनमें देखी जाती है ।

धैर्य (Patience)

व्यक्ति के व्यक्तित्व का एक सकारात्मक गुण धैर्य है धैर्य की विशेषता यह होती है कि ।किसी भी कठिन परिस्थिति में व्यक्ति समस्या का समाधान सक्रियता एवं शांति के साथ सकारात्मक रूप से करता है। जिससे किसी प्रकार की तनाव की स्थिति से वह स्वयं भी बच जाता है और वह समाज को भी तनाव से बचा लेता है। इस प्रकार धैर्य व्यक्ति के स्वास्थ्य का एक बहुत बड़ा संरक्षक है ।

सार्थक जीवन (Meaningful life)

जीवन में यदि एक लक्ष्य हो तो यह सार्थक प्रतीत होता है। व्यक्ति के जीवन का लक्ष्य उसके लिए एक प्रेरक शक्ति होती है। जिसके कारण व्यक्ति उद्यम करता है एवं प्रसन्नचित रहता है। यह प्रवृति व्यक्ति को स्वस्थ रखती है।

सहनशीलता (Tolerance)

व्यक्ति के व्यक्तित्व में सहनशीलता एक ऐसी विशेषता है जो उसे वातावरण में अभियोजन करने में बहुत सहायक होती है। सहनशीलता के कारण समाज में व्यक्ति का अंतर व्यक्तिक संबंध मधुर बनता है। आपसी प्रेम और सद्भावना के कारण व्यक्ति एक संतुष्ट और सफल जीवन जीता है।

संवेगात्मक स्थिरता (Emotional stability)

सकारात्मक शैली में संवेगात्मक स्थिरता एक बहुत ही महत्वपूर्ण गुण है। यह गुण व्यक्ति को अनेक रोगों से बचाता है विशेष कर तनाव से उत्पन्न होने वाले रोग जैसे उच्च रक्तचाप हृदय रोग तथा चिंता विकृति आदि।

संवेगात्मक स्थिरता के गुण वाले व्यक्ति किसी भी कठिन परिस्थिति में अपना संवेगात्मक संतुलन बनाए रखते हैं ।जिससे उनके शरीर की आंतरिक तंत्रिका संबंधी संचालन क्रिया बिल्कुल सामान्य और सुचारू रूप से चलती रहती है इस इस कारण से उनका स्वास्थ्य अच्छा रहता है। संवेगात्मक स्थिरता वाले व्यक्ति में एक सुदृढ़ एवं स्वस्थ मानसिक शक्ति होती है।

सकारात्मक आत्म (Positive self)

व्यक्ति का स्वयं के प्रति सकारात्मक दृष्टिकोण उसके शरीर की आंतरिक रसायन तत्व तथा स्नायु संबंधि कार्य प्रणाली(Chemical components and neural function) को संतुलित रखते हैं। उन्हें स्वयं पर इतना विश्वास होता है की विकट परिस्थिति में भी विचलित नहीं होते तथा किसी तनाव के कारण किसी रोग का शिकार नहीं बनते हैं, जिसके फल स्वरुप वे स्वस्थ रहते हैं।

एक पुस्तक" IKIGAI " इसके लेखक HECTOR GARCIA AND FRANCIS MIRELLES है,। इस पुस्तक में इन्होंने स्वस्थ जीवन शैली की विशेषताओं का वर्णन किया है। इन लेखक ने" प्रसन्नता" (happiness) के लिए व्यक्ति के व्यस्त जीवन को बहुत ही महत्वपूर्ण माना है।

इस पुस्तक में जापान के एक द्वीप (An island of JAPAN) जिसका नाम ओकीनावा (OKINAVA) वहां के निवासियों के जीवन शैली का वर्णन किया है।

इस द्वीप में रहने वाले लोगों की औसत आयु 100 वर्ष होती है इन लोगों के स्वस्थ एवं दीर्घायु रहने का मुख्य कारण उनके आहार एवं सरल जीवन (food and simple life) है ।

इस द्वीप को विलेज ऑफ लोंगेविटी (VILLAGE OF LONGIVITY) भी कहा जाता है। इस गांव के विषय में अध्ययन करने वालों ने देखा कि वहां के रहने वालों में निम्नलिखित विशेषताएं पाई जाती है-

a. मित्रवत गुण (friendly)
b. प्रसन्न चित्र एवं हास्य विनोद प्रिया (Happiness and enjoying jokes)
c. हरियाली के बीच जीवन (Greenery life)
d. अल्प मात्रा में भोजन (very less amount of food)
e. सहायता की प्रवृत्ति (helping attitude)

इस द्वीप के रहने वालों की मान्यता है कि -

"Treat every one like brother even if you have never met them before "

अर्थात किसी भी व्यक्ति के साथ भाई बंधु की तरह व्यवहार करना चाहिए भले ही पूर्व में आपको कभी भी उससे मिलना नहीं हुआ हो ।

इस प्रकार उनके जीवन का सिद्धांत मैत्री भाव की व्यापकता (Broad concept of friendliness) पर आधारित है परिवार में आपस में मधुर संबंध एवं अल्प मात्रा में भोजन आदि गुण उनके अच्छे स्वास्थ्य एवं लंबी आयु की एक आधारशिला है।

इस द्वीप के निवासी सक्रिय जीवन जीने की शैली को ही वास्तविक जिंदगी समझते हैं उनके अनुसार अवकाश प्राप्त होने का अर्थ है-

"Leaving the work force for good "

यहां के निवासी सिर्फ दीर्घायु ही नहीं होती है, बल्कि इन्हें कोई गंभीर बीमारी भी नहीं होती है। जैसे हृदय रोग एवं कैंसर जैसे रोग यहां नहीं देखे गए हैं। इनके जीवन में मानवीय मूल्यों का महत्व बहुत होता है एक स्वस्थ जीवन शैली एवं संवेगात्मक मानवीय संबंध उनके अच्छे स्वास्थ्य का बहुत बड़ा कारण है।

विश्व के पांच स्थानों को ब्लू जोन "Blue zone " के नाम से जाना जाता है-

a. OKINAVA -JAPAN ओकीनावा जापान
b. SARDINIA - ITALY सर्दिनिया इटली
c. LOMALINDA -CALIFORNIA लोमा लिंडा कैलिफोर्निया
d. NIKOYA PENINSULA -COSTARICA - निकोया पेनिनसुला कोस्टा रिका
e. IKARIA -GREECE - इकारिया ग्रीस

इन पांचो स्थान के निवासी विश्व के किसी भी हिस्से के निवासियों की अपेक्षा कम बीमार पड़ते हैं तथा उनकी आयु ज्यादा लंबी होती है।

DANBUETTNER ने अपनी पुस्तक मैं इन क्षेत्रों में किए गए अध्ययनों से प्राप्त तथ्यों का वर्णन किया है जिसमें उनके आरोग्य एवं दीर्घ जीवन के कारण को वर्णित किया है ।प्रत्येक द्वीप के लोगों की जीवन शैली मिलती-जुलती देखी गई है।

ओकीनावा - जापान (Okinava japan)

इस द्वीप के निवासियों की जीवन शैली की निम्नलिखित विशेषताएं हैं-
a भोजन (food) इनके भोजन में सब्जियों की मात्रा बहुत अधिक होती है। यह छोटे-छोटे बर्तनों में खाना खाते हैं। छोटे बर्तनों में खाने के पीछे इनका उद्देश्य होता है कम मात्रा में भोजन करना । उनके सामाजिक जीवन की बहुत बड़ी विशेषता होती है कि आपस में बहुत प्रेम से एक घनिष्ठ समाज के रूप में जीवन बिताते हैं । (They have their cohesive society)

सर्दिनिया इटली - (Sardinia italy)

इस द्वीप के निवासियों के भी भोजन में सब्जियों की मात्रा बहुत अधिक होती है एवं उनके समाज में भी आपसी प्रेम बहुत अच्छा होता है ।

लोमा लिंडा कैलिफोर्निया (Lomalinda california)

इस स्थान के निवासियों का स्वास्थ्य बहुत अच्छा होता है। इनमें पारिवारिक प्रेम और सहिष्णुता बहुत होती है एवं इनका स्वास्थ्य बहुत अच्छा रहता है।

निकोया पेनिनसुला (Nikoya peninsula)

इस स्थान के निवासियों की आयु कम से कम 90 वर्ष की होती है और इस आयु में भी यह बहुत ही सक्रिय रहते हैं सुबह 5:00 तो मैं काम करना उनकी जीवन शैली है। उनके स्वस्थ जीवन का एक बहुत बड़ा आधार इनका सक्रिय जीवन है।

इकरिया ग्रीस (Ikaria greece)

इस स्थान के निवासियों की भी आयु बहुत अधिक होती है 90 वर्ष की अधिक आयु तक यह बड़े ही संयोजित जीवन जीते हैं एवं स्वस्थ रहते हैं इस द्वीप को "आयलैंड औफ लॉन्ग लाइफ "कहा जाता है (Island of long life)

इन सारे विवरणों से स्पष्ट है की सकारात्मक विशेषता वाला व्यक्ति एक स्वस्थ एवं लंबी जिंदगी जीता है। इनमें सोचने समझने की क्षमता उच्च कोटि की एवं सकारात्मक होती है। जीवन के प्रति अर्थपूर्ण एवं आशावादी दृष्टिकोण होता है । स्वयं में आत्म सम्मान बहुत होता है। समाज में सकारात्मक ऊर्जा का संचार कर जीवन शैली को उच्च रखने की अभिप्रेरणा इस स्थान के निवासियों में बहुत अधिक होती है।

व्यक्ति किसी भी उम्र में हो स्वयं को स्वस्थ रखने के लिए उसे निम्न प्रयास करना चाहिए -

1. सांस्कृतिक कार्यक्रमों में रुचि रखनी चाहिए उसे विभिन्न मनोरंजन संबंधी कार्यक्रम को देखने जाना चाहिए। संभव हो तो उसमें भाग भी लेना चाहिए।
2. अपने बराबर की उम्र के लोगों के बीच में कुछ समय बिताना चाहिए तथा वार्तालाप करते हुए अपने अनुभवों को एक दूसरे

के साथ साझा करके प्रसन्नता महसूस करनी चाहिए ऐसा करने से मानसिक तनाव दूर होता है और व्यक्ति का स्वास्थ्य अच्छा रहता है।

3. जीवन का हर क्षण अमूल्य है इस लिए समय को अच्छे ज्ञानवर्धक एवं कल्याणकारी कार्य में उपयोग करना चाहिए जिससे स्वयं को संतुष्टि मिलती है तथा समाज को भी लाभ पहुंचता है। ऐसा करना मानसिक स्वास्थ्य के लिए बहुत लाभकारी है।
4. व्यक्ति को स्वस्थ रहने के लिए परम आवश्यक है की उम्र कितना भी अधिक हो जाए अपना स्वयं का कार्य बिना कोई संकोच के स्वयं ही करने का प्रयास करें।

किसी की सहायता लेना स्वास्थ्य के लिए हानिकारक होगा ।

शरीर को जितना अधिक चलाएं मान रखा जाए शरीर के तंतुओं की उतनी अधिक शक्ति बनी रहती है। जिस से व्यक्ति स्वस्थ रहता है । किसी के ऊपर आश्रित हो कर रहना स्वास्थ्य हीनता का निमंत्रण देना होगा । इसलिए यथासंभव प्रयास करें की प्रसन्न रहें सक्रिय रहें जिससे स्वास्थ्य अच्छा बना रहे।

विभिन्न चिकित्सा पद्धतियां (VARIOUS THERAPEUTIC TECHNIQUES)

मानव सभ्यता में आदिकाल से ही स्वस्थ जीवन के लिए विविध प्रयास किए गए हैं। इन्हीं प्रयासों का परिणाम है की विविध चिकित्सा पद्धतियों का विकास एवं प्रयोग होता रहा है । प्रत्येक पद्धति ने अपने-अपने तरीके से व्याधियों के निदान के प्रयास किया और चिकित्सा पद्धति को विकसित किया वे पद्धतियां निम्नलिखित मुख्य है-

आयुर्वेद चिकित्सा पद्धति (Ayurveda)

आयुर्वेदिक चिकित्सा पद्धति विश्व की प्राचीनतम चिकित्सा पद्धति है इस पद्धति का सिद्धांत है की स्वास्थ्य केवल बाहरी रूप से नहीं समझा जा सकता है व्यक्ति की आंतरिक स्थिति बहुत महत्वपूर्ण है। आयुर्वेद के अनुसार-

" जो सुख स्वरूप आत्मा में स्थित रहे वही स्वस्थ है।"

आयुर्वेद क्या है इसका वर्णन करते हुए निम्न प्रकार से कहा गया है-

"आयु के स्वरूप, एवं वृद्धि तथा स्वस्थ जीवन से संबंध रखने वाला वेद विज्ञान ही आयुर्वेद है"

आयुर्वेद को पृथ्वी पर लाने का कार्य महर्षि भारद्वाज ने किया। कालांतर में महर्षि चरक, सुश्रुत एवं वाग्भट्ट ने आयुर्वेद की विस्तृत व्याख्या की है। वैद्य सुश्रुत विश्व के प्रथम शल्य चिकित्सक हुए थे।

आयुर्वेदिक चिकित्सा पद्धति में व्यक्ति के मन औ शरीर दोनों ही को व्याधि का कारण माना गया है। नाड़ी परीक्षण क्रिया के द्वारा ही रोगों की स्थिति का अनुमान किया जाता है। आयुर्वेद में नाड़ी परीक्षण सामान्य रूप

से बिना भोजन किया हुआ अर्थात शुद्ध खाली पेट रहने पर किया जाता है।

इस चिकित्सा पद्धति को विश्व स्वास्थ्य संगठन से मान्यता प्राप्त है इस पद्धति की विशेषताओं को निम्न रूप में वर्णित किया जा सकता है-

a. प्राचीनता - हजारों वर्ष की है
b. स्रोत - अथर्ववेद से प्राप्त है
c. ग्रंथ - चरक संहिता है

सिद्धांत - व्यक्ति के मन एवं शरीर तथा उसकी चेतना के बीच संतुलन रहना है।

चिकित्सा सिद्धांत - व्यक्ति की आहार, उसकी जीवन शैली का उचित स्वरूप एवं कुछ प्राकृतिक जड़ी बूटी की औषधि।

चिकित्सा की शाखाएं - काय चिकित्सा, शल्य चिकित्स, शालक्य तंत्र (आंख कान एवं गला), कौमार भृत्य (बाल चिकित्सा Pediatric) अगद तंत्र (Toxicology), भूत विद्या(मनो रोग चिकित्सा) , रसायन विद्या.

आयुर्वेद के अनुसार कफ, वात, पित, रस ,रक्त एवं सप्त धातुओं की विकृति या विषम अवस्था का होना ही रोग का कारण होता है ।

व्यक्ति के शरीर में पांच प्रकार के वायु है-

प्राण वायु शरीर के ऊपरी भाग कंठ मस्तक नाक आंख एवं मुख तक सीमित होता है। अपान वायु शरीर के नाभि के नीचे के भाग में नियमन करता है। समान वायु शरीर के पाचन तंत्र को नियमित करता है उदान वायु यह नाभि से ऊपर गले तक के भाग को नियमित करता है तथा व्यान वायु यह वायु संपूर्ण शरीर के वायु का नियमन करता है।

"महर्षि चरक" ने वायु को जीवन धारण करने वाला बताया है ।

आयुर्वेद के स्वास्थ्य सूत्र के अनुसार ऋतु के अनुरूप यदि संयम पूर्ण जीवन एवं भोजन रखा जाए तो शरीर स्वस्थ रहेगा ।

उदाहरण के लिए-

1. शारीरिक सामर्थ्य के अनुसार नित्य प्रतिदिन व्यायाम करने से शरीर में शक्ति आती है।मोटापा नहीं आता है तथा घातक रोग जैसे हृदय का रोग मधुमेह आदि जैसे रोग नहीं होते हैं ।

2. व्यायाम : हमेशा ही शुद्ध वायु एवं स्वच्छ स्थान में करना चाहिए किसी गंभीर बीमारी से ग्रस्त व्यक्ति को व्यायाम किसी चिकित्सा विशेषज्ञ से सलाह लेकर करनी चाहिए ।

3. भोजन : अच्छे स्वास्थ्य के लिए पौष्टिक एवं संतुलित भोजन का होना आवश्यक है। व्यक्ति की आयु शारीरिक अवस्था एवं रहने वाले स्थान की जलवायु के अनुसार उसका भोजन होना चाहिए।
4. प्रसन्नता- आयुर्वेद में चित् की प्रसन्नता को स्वास्थ्य के लिए बहुत ही महत्वपूर्ण माना गया है यदि व्यक्ति का मन प्रसन्न हो तो विकारों का समावेश नहीं होता है जिससे व्यक्ति शारीरिक रूप से एवं मानसिक रूप से स्वयं को स्वस्थ महसूस करता है ।

आयुर्वेदिक औषधि आयुर्वेदिक औषधियां की विशेषता है कि इसमें जड़ी बूटी (Herbs) का उपयोग उसके वास्तविक स्वरूप में वैज्ञानिक तरीके से प्राकृतिक ढंग से तैयार किया जाता है। इन औषधीय में किसी प्रकार की कृत्रिम रसायन का प्रयोग नहीं किया जाता है। इसलिए आयुर्वेदिक औषधि स्वास्थ्यवर्धक एवं स्वास्थ्य रक्षक होता है ।

इस चिकित्सा पद्धति में शरीर के विकार के कारण को देखकर रोगी के शरीर के धातु स्वभाव के अनुरूप औषधि दी जाती है। शरीर में जिस तत्व की कमी होती है या असंतुलन होता है उसे पूरा किया जाता है जिसका लाभ होता है कि रोग मूल रूप से समाप्त हो जाता है और व्यक्ति को स्वास्थ्य लाभ सही ढंग का प्राप्त होता है।

किसी योग्य चिकित्सक की देखरेख में ली जाने वाली औषधियां का शरीर पर कोई दुष्प्रभाव नहीं पड़ता है क्योंकि यह एक प्राकृतिक औषधि होती है।

आयुर्वेद में संयम पूर्ण जीवन शैली केवल उसके भोजन तथा औषधी तत्व तक सीमित नहीं होता है बल्कि ज्ञानेंद्रिय एवं कर्मेंद्रियां को भी संयमित रखने की सलाह दी जाती है।

आयुर्वेद में महर्षि चरक ने कहा है कि-

"आयुर्वेद स्वस्थ व्यक्ति के स्वास्थ्य की रक्षा करता है तथा रोगी व्यक्ति के विकार का विनाश कर उसे आरोग्य प्रदान करता है।"

वैद्य सुश्रुत का कहना है कि-

" एक स्वस्थ व्यक्ति की सारी इंद्रियां स्वस्थ रूप से कार्य करती है तथा उनके धातु गुण भी सम भाव में रहते हैं। स्वस्थ व्यक्ति की समस्त अग्नि एवं धातु समभाव में होती है। "

प्राचीन कालीन भारतीय परंपरा में आयुर्वेद बहुत ही व्यापक एवं लाभकारी उपचार का साधन था। कुशल वैद्य अपने रसायन शाला में लताओं, पत्तों, जड़ों, फूलों एवं पेड़ के छालों से तथा विभिन्न प्रकार के बीजों से भी औषधि का निर्माण करते थे ।

राम रावण युद्ध में लक्ष्मण के मूर्छित होने पर" वैद्य सुषेण" ने "हनुमान जी" को हिमालय पर्वत से जड़ी बूटी लाने के लिए भेजा था उन्होंने चार औषधीय की चर्चा की। वह चार औषधि निम्न है –

1. विशालिया करणी
2. सवर्ण्य करणी
3. संजीव करणी
4. संधानी

इसमें संजीव करनी एक ऐसी औषधि थी जो मूर्छित अवस्था को दूर करती थी। विशल्या करनी से भाले के चोट से होने वाले जख्म मिट जाते थे। सवर्ण्य करणी से घाव के निशान मिट जाते थे। तथा संधानी से हड्डियां जुड़ जाती थी।

इस प्रकार तत्कालीन वैद्य जड़ी बूटि आदि का बहुत ही ज्यादा ज्ञान रखते थे और उनकी चिकित्सा पद्धति व्यक्ति के लिए बहुत लाभकारी होता था।

महर्षि व्यास जी बताते हैं की औषधियां के निर्माण में पांच प्रकार की विधियां होती थी :

1. रस- जब औषधि को निचोड़ कर उसका रस निकाला जाता था तो वह रस के नाम से वर्णित औषधि होती थी ।
2. कल्क - जब मंथन करके मूल तत्व को औषधि में परिणत किया जाता है तो वह कल्क कहलाता है ।
3. क्वाथ- जब औषधि को आग पर बहुत देर तक उबालकर बनाया जाता है तो उसे क्वाथ कहते हैं ।
4. शीत कशाय- जब मूल औषधि को पूरी रात शीत में रखा जाता है और फिर उसका उपयोग किया जाता है तो उसे शीत कशाय कहते हैं ।
5. फोंट- जल को कुछ गर्म करके उसमें मूल औषधि को रखकर कुछ गर्म करके छान लिया जाता है तो उसे फोंट कहते हैं।

इस प्रकार आयुर्वेदिक औषधि एक शुद्ध प्राकृतिक जड़ी बूटी से प्राप्त रोग निवारक औषधि है जो स्वास्थ्य लाभ पूर्ण एवं शुद्ध रूप से प्रदान करता है इस प्रकार चिकित्सा की यह एक सर्वांगीण पद्धति है ।

आयुर्वेद चिकित्सा पद्धति अति प्राचीन के साथ-साथ सुनियोजित स्वास्थ्य रक्षा प्रणाली है। आयुर्वेद के मुख्य ग्रंथ निम्न है –

1. चरक संहिता
2. सुश्रुत संहिता

वर्तमान समय में यह चिकित्सा प्रणाली बहुत उपयोगी हो गया है ।अनेक आयुर्वेदिक औषधी निर्माता ने बहुत ही उपयोगी औषधी को उपलब्ध कराए हैं। ग्रामीण एवं शहरी क्षेत्र में भी इसका प्रचलन बढ़ा है। पतंजलि आयुर्वेद के द्वारा कई स्थानों पर निशुल्क वैध से परामर्श लेने की व्यवस्था है जो सामान्य जन मानस के लिए बहुत ही लाभकारी है । शारीरिक विकार को दूर करने के लिए कई प्रकार की विधि का भी प्रयोग किया जाता है। कुछ निम्नलिखित है-

1. पंचकर्म- इस क्रिया के द्वारा शरीर के विषैला तत्वों को दूर किया जाता है।
2. विरेचन- यह पित्त संबंधी दोष के लिए प्रयोग किया जाता है
3. वमन- शरीर के विषैला तत्वों को बाहर करने के लिए यह प्रक्रिया अपनाई जाती है।

4. बस्ती- इस प्रक्रिया में शरीर के विषैला तत्व को मल उत्सर्जन के द्वारा बाहर किया जाता है।
5. रक्त मोक्ष- इस प्रक्रिया में रक्त शुद्धि की जाती है।

इस प्रकार शंख प्रक्षालन ,जल नीति, कुंजल आदि क्रिया से शरीर के विकार को दूर कर स्वस्थ शरीर किया जाता है। व्यक्ति के शरीर से विषैला तत्वों को निकल जाने के कारण शरीर में रोग निरोधी क्षमता की वृद्धि होती है।

" आयुर्वेद आयुवर्धक एवं स्वास्थ्यवर्धक चिकित्सा पद्धति है।"

एलोपैथ (ALLOPATH)

एलोपैथिक शब्द का सृजन करने वाले सैमुअल हैनमैन (Sammuel Hahnman } है । वर्ष 1810 में इस शब्द को हैनामैन ने दिया था । इस चिकित्सा पद्धति के निम्न रूप है-

इसमें विभिन्न प्रकार के परीक्षण किए जाते हैं एक्स-रे दवा का प्रयोग किया जाता है सर्जरी की जाती है तथा अन्य कई प्रकार की चिकित्सा विधियां है।

एलोपैथिक शब्द एक ग्रीक शब्द है यह एलोस(Allos) एवं पैथिय (Pathia) दो शब्दों को मिलकर बना है जिसका अर्थ होता है एक अलग चिकित्सा पद्धति।

सैमुअल हनमैंन का मानना था कि उनकी पद्धति से यह एक अलग चिकित्सा पद्धति है इसलिए यह एलोपैथ है। एलोपैथ की चिकित्सा में एनाटॉमी एवं फिजियोलॉजी आदि का अध्ययन किया जा रहा था।

19वी सदी में इसका आधुनिक रूप आ गया। द्वितीय विश्व युद्ध के बाद अनुसंधान की गति तेज हो गई। रोग के कारण में बाहरी वातावरण का प्रभाव समझा जाने लगा। अर्थात शरीर के आंतरिक तंत्रिका तंत्र बाहरी तत्वों के दुष्प्रभाव के कारण विकृत हो जाते हैं और व्यक्ति रोग का शिकार हो जाता है।

इस पद्धति में विभिन्न परीक्षणों के आधार पर रोग का निर्णय लिया जाता है तथा प्राप्त परिणाम के आधार पर औषधि का प्रयोग किया जाता है। वर्तमान समय में यह प्रणाली बहुत प्रचलित हो रही है। यह चिकित्सा पद्धति बहुत ही महंगी है।

होम्योपैथी (HOMEOPATH)

चिकित्सा की इस पद्धति के सृजन करने वाले सैमुअल हैनामान (SAMMUEL HANNMANN) है। वर्ष 1796 तथा 1807 में यह नाम प्रकाश में आया था। इस चिकित्सा पद्धति का मुख्य सिद्धांत है-

"सूक्ष्म मात्रा में औषधि का प्रयोग कर रोग का निवारण किया जा सकता है।"

होम्योपैथिक शब्द ग्रीक भाषा के "होमियस एवं पैथोस" (HOMIOS AND PATHOS) से बना है। सैमुअल एक जर्मन फिजिशियन थे, जिन्होंने अपने अनुभव से देखा कि-

" वह कारक जो एक स्वस्थ व्यक्ति को बीमार कर सकती है वही एक बीमार को स्वस्थ भी कर सकती है "

अर्थात-

"लाइक क्योंर लाइक (Like cures like)"

19वीं सदी में होम्योपैथिक बहुत ही लोकप्रिय हुआ । इस पद्धति की चिकित्सा का सिद्धांत है-

" यह शरीर सूक्ष्म तत्वों से बना है। तथा रोग की शुरुआत भी सूक्ष्म तत्वों से होती है, जो कि कालांतर में बाह्य रूप में दिखाई देता है। यदि सूक्ष्म मात्रा में औषधि दी जाए तो बहुत ही प्रभावी होगा ।"

इस पद्धति में रोग के लक्षण से अधिक महत्वपूर्ण रोगी की विशेषताएं होती है। क्योंकि हर व्यक्ति की अपनी एक विशेष रासायनिक एवं शारीरिक विशेषताएं होती है साथ ही मनोवैज्ञानिक रूप में भी हर व्यक्ति अपने आप

में विशेष होता है। उसकी मनोवैज्ञानिक अवस्था भी उसकी शारीरिक अवस्था को प्रभावित करती है। इसलिए इस चिकित्सा पद्धति में औषधि व्यक्ति के शारीरिक मानसिक एवं रोग संबंधी अवस्था पर निर्धारित होता है।

होम्योपैथ में रोगी की उम्र तथा रोग की अवधि दोनों के अनुसार ही दवा की शक्ति तथा दवा के सेवन के समय का निर्धारण होता है। होम्योपैथी दवा में पाई जाने वाली जो दवा की शक्ति होती है , इस प्रकार वर्णन किया जाता है-

दवा की शक्ति (POTENCY) -30 पावर, 200 पावर, 1000(1m) आदि लेकिन अनेकों असाध्य एवं जटिल रोगों के लिए इससे भी अधिक शक्ति की दवा का प्रयोग किया जाता है ।

सैमुअल महोदय ने इन दवा के बनाने में उसकी जांच पूरी तरह से व्यावहारिक रूप में कुछ स्वयं पर किया तथा कुछ अन्य परिचित व्यक्तियों पर किया इस प्रकार इन्हो ने दवा की खोज करने के बाद उनकी व्याख्या जिस पुस्तक में की उस पुस्तक का नाम "मटेरियल मेडिका (Materia medica)" है ।

होम्योपैथिक दवा की निम्नलिखित विशेषताएं हैं-

1. होम्योपैथी की दवा जल्दी खराब नहीं होती है उसका उपयोग लंबे समय तक किया जा सकता है।
2. सामान्यतया होम्योपैथिक की दवा का दुष्प्रभाव नहीं होता है लेकिन फिर भी अनावश्यक एवं अनुचित प्रयोग नहीं किया जाना चाहिए। क्योंकि दुष्प्रभाव बिल्कुल नहीं होगा ऐसा नहीं कहा जा सकता है।
3. दवा के सेवन के आधे घंटे पूर्व एवं आधे घंटे पश्चात अन्य कोई भी भोजन नहीं करना चाहिए।
4. अगर दवा सही मात्रा में रोग के लक्षणों के अनुकूल दिया जाता है ,तो यह बहुत ही शीघ्र एवं स्थाई रूप से रोग को समाप्त करता है।
5. होम्योपैथी को यदि पूर्ण ज्ञान के साथ समुचित मात्रा में निश्चित अवधि तक सेवन किया जाए तो यह एक बहुत ही गुणकारी औषधि एवं चिकित्सा पद्धति है।

मैंने स्वयं व्यक्तिगत स्तर पर होम्योपैथी का बहुत लाभ पाया है यह चिकित्सा पद्धति बहुत ही सुरक्षित एवं गुणकारी है बायोकेमिक (BIOCHEMIC MEDICINE)

होम्योपैथी के साथ प्रयोग की जाने वाली एक बहुत ही लाभकारी औषधि बायोकेमिक है। इस बायोकेम मेडिसिन की खोज जर्मन विद्वान" शुश्लर (SCHUSLER)" ने किया है। SCHUSLER ने 1873 में जैव रसायन प्रणाली (Biochemic medicine) जो खनिज एवं लवण (Minerals and salt) के मिश्रण से निर्मित किया जाता है उसका उपयोग कर उसके बहुत ही लाभकारी परिणाम देखा।

उनकी विचारधारा के अनुसार यह भौतिक शरीर खनिज और लवण के तत्वों से निर्मित है इसका जब संतुलित स्वरूप रहता है तो व्यक्ति स्वस्थ रहता है। लेकिन जब उन तत्वों के मात्रा में असंतुलन हो जाता है, तो व्यक्ति में शारीरिक विकार आते हैं और व्यक्ति रोग का शिकार हो जाता है इसलिए अगर खनिज और लवण के तत्वों को सही मात्रा में रोगी को दिया जाए तो शरीर में आवश्यकता के अनुसार उन तत्वों का समावेश होगा और रोग से निवृत्ति हो जाएगी।

इस प्रकार बायोकेमिक दवा से व्यक्ति को स्वस्थ करना आसान है और यह शरीर के लिए बहुत ही लाभकारी है। 12 तरह के बायोकेमिक दवाओ की चर्चा की है जो निम्नलिखित है –

1. कैल्केरिया फ्लोरिका (calcarea flourica)
2. कैल्केरिया फास्फोरिका (calcarea phosphorica)
3. कैल्केरिया सल्फुरिका (calcarea sulfurica)
4. फेरम फास्फोरिकम (ferrum phosphoricum)
5. काली म्यूरिटिकम (kali mureticum)
6. काली फास्फोरिकम (kali phosphoricum)
7. काली सल्फ्यूरिक (kali sulphuricum)
8. मैग्नीशिया फास्फोरिकम (magnesia phosphoricum)
9. नाइट्रम न्यूरोटिचाम (natrum muraticum)
10. नाइट्रम फास्फोरिकम (natrum phosphoricum)
11. नाइट्रम सल्फ्यूरिक (natrum sulfuricum)
12. सैलेशिया (silicea)

बायोकेमिक दवाएं हमेशा ही गुनगुने पानी के साथ सेवन किए जाते हैं इन दवा की शक्ति(potency) X के रूप में वर्णित किया जाता है । जैसे कैल्केरिया फॉस 3x । रोगी के उम्र तथा रोग के अवधि के अनुसार दवा की शक्ति का प्रयोग किया जाता है। यह बायोकेमिक दवा न केवल रोग का निवारण करती है बल्कि शारीरिक शक्ति की भी वृद्धि करती है।

बायोकेमिक दवा की निम्नलिखित लाभ है -

1. रोग का निवारण (disease cure)
2. शरीर के रोग निरोधी क्षमता की वृद्धि
3. सुरक्षित एवं लाभकारी

सावधानी –

दवा हमेशा ही दवा होती है इसका सेवन हमेशा योग्य चिकित्सक से सलाह लेकर किया जाना चाहिए।

मदर टिंचर (Mother tincture) : होम्योपैथिक की ही एक शाखा मदर टिंचर दवा है। यह दवा जड़ी बूटियां से ही बनाई जाती है। इसकी शक्ति (Potency) को "Q" के रूप में दर्शाया जाता है। इसका प्रभाव बहुत ही शीघ्र एवं लंबे समय तक होता है। चिकित्सा में यह भी एक बहुत ही उपयोगी दवा है।

चिकित्सा की अन्य पद्धतियां (OTHER THERAPEUTIC TECHNIQUES)

ऊपर वर्णित इन तीन मुख्य पद्धतियों के अतिरिक्त चिकित्सा की अन्य भी कई पद्धतियां उपयोग में लाई जाती है और उसके लाभ भी देखे जाते हैं उनमें से कुछ निम्नलिखित है-

1. क्रोमेथेरेपी - इस चिकित्सा प्रविधि में रंगों का प्रयोग किया जाता है प्राचीन रोम में इस पद्धति का उपयोग किया जाता था।
2. एक्यूप्रेशर - इस चिकित्सा पद्धति में शरीर के विभिन्न स्नायु बिंदुओं पर दबाव के साथ मालिश कर रोग को दूर किया जाता है।
3. चुंबक चिकित्सा - इस पद्धति का सिद्धांत है कि मानव शरीर एक विद्युतीय शक्ति के साथ जीवित है किसी व्याधि में चुंबकीय स्पर्श कराकर शरीर के रक्त संचार को नियमित कर रोगों को दूर किया जा सकता है। अर्थात चुंबक का स्पर्श शरीर में एक ऊर्जा का संचार करता है और रोग दूर हो जाता है।
4. पिरामिड चिकित्सा - इस चिकित्सा पद्धति में पिरामिड के आकार की वस्तु से चिकित्सा की जाती है जैसे उसे सर के ऊपर रखना फिर रोगी के बिछौना के नीचे जमीन पर रखना आदि। इस पद्धति के उपयोग करने वालों का विश्वास है कि पिरामिड की आकृति से ऊर्जा का संचार होता है तथा रोगी स्वस्थ हो जाता है।
5. प्राकृतिक चिकित्सा- इस चिकित्सा पद्धति में चिकित्सक का विश्वास है की शरीर की प्राकृतिक स्थिति में किसी प्रकार के असंतुलन आने से शरीर में विकार उत्पन्न होते हैं। और प्राकृतिक तत्वों से ही इसका निवारण ही किया जा सकता है।

जैसे-

मिट्टी, जल, धूप आदि के सेवन से व्यक्ति के रोग का निवारण किया जा सकता है इस चिकित्सा पद्धति में इन्हीं तत्वों का उपयोग किया जाता है तथा उपवास के भी प्रयोग किए जाते हैं। उपवास की प्रक्रिया को अपनाते

हुए इनका विश्वास है की बाहरी तत्व अनाज जैसी चीज का यदि एक दिन शरीर में प्रवेश न हो तो शरीर स्वयं में संतुलन बनाती है जिस कारण से व्यक्ति स्वस्थ हो जाता है।

इन चिकित्सा पद्धति के अतिरिक्त एक और पद्धति है, जिसका प्रचलन समाज में है तथा इसका उपयोग कर लोग लाभ भी उठा रहे हैं।
जैसे- रेकी (Rekie)

मनोचिकित्सा (PSYCHOTHERAPY)

मनोचिकित्सा व्यक्ति की मानसिक समस्याओं की चिकित्सा पद्धति है मानसिक समस्याएं दो प्रकार की होती है

1. कुछ समस्याएं जो पूर्ण रूप से मानसिक अवस्था से संबंधित होती है तथा उसके लक्षण सिर्फ व्यवहारगत होते हैं। उन व्यक्तियों में अभियोजन संबंधी समस्या होती है । तथा असामान्य व्यवहार करते हैं। यह एक मानसिक विकृति होती है एवं इसके लक्षण मानसिक और शारीरिक दोनों ही होते हैं।

2. और कुछ मानसिक समस्याएं ऐसी होती है जिसका कोई मानसिक तंत्रिका संबंधी आधार नहीं होता है सिर्फ एक विश्वास होता है और उसके कारण उनमें शारीरिक समस्याएं उत्पन्न होने लगते हैं। जिन्हें मनो देहिक विकृति(Psychosomatic disorder) कहा जाता है । व्यक्ति के शारीरिक रोग का कोई शारीरिक आधार नहीं होता है इसका कारण पूरी तरह से मनोवैज्ञानिक स्तर पर होता है।

व्यक्ति की समस्या का कुछ मनोवैज्ञानिक कारण भी होता है जिसके फल स्वरुप व्यक्ति में निम्नलिखित लक्षण होते हैं -

जैसे-
बहुत अधिक चिंता करना (anxiety), विभ्रम होना(delusion), तनाव में रहना(stressful), आदि।

मनोवैज्ञानिक कारण से उत्पन्न होने वाली शारीरिक समस्याओं का निराकरण मनोचिकित्सा विधि के द्वारा आसानी से किया जाता है ।

ऑस्ट्रिया के फिजिशियन मेसमेर (FRANZ ANTON MESMER) ने मिसमेरिज्म (mesmerism) की विधि की शुरुआत की जिसमें सम्मोहन(hypnotize) के द्वारा रोगी की चिकित्सा की जाती थी । उसके बाद फ्रायड (Freud) ने मनोविश्लेषण पद्धति (Psychoanalysis method) को प्रारंभ किया तथा उसका उपयोग कर अनेक मानसिक व्याधियों तथा उसके कारण उत्पन्न शारीरिक रोगों की चिकित्सा की। उनके द्वारा चलाया गया यह मनोविश्लेषण विधि(Psychoanalysis method) बहुत ही लाभकारी पाया गया।

फ्राइड के सिद्धांत के अनुसार-

व्यक्ति जो बोलने की भूल करता है इसके पीछे भी उसकी अचेतन अवस्था में रहने वाली इच्छाएं होती है । व्यक्ति की हर क्रियाविधि का कारण उसकी मनोस्थिति होती है। मानसिक स्तर पर किसी प्रकार की पीड़ा होना शारीरिक कष्ट को भी उत्पन्न करता है। इसलिए इस तरह के विकारों का उन्मूलन मनोवैज्ञानिक तरीके से ही किया जा सकता है।

अनेकों उदाहरण देखे गए हैं कि व्यक्ति जब मानसिक स्तर पर अधिक तनाव में रहता है तो उससे बचने के लिए अचेतन रूप से ही किसी शारीरिक व्याधि की कल्पना कर लेता है ।जबकि उसका कोई शारीरिक तंत्रिका संबंधी आधार नहीं होता है। सिर्फ तनाव से बचने के लिए वह ऐसा करता है।

जैसे-
सर दर्द, होना बुखार, आना पेट दर्द होना बदहजमी होना इस प्रकार की समस्याएं व्यक्ति की तनाव की स्थिति तथा अन्य किसी प्रकार की मनोवैज्ञानिक समस्या के कारण होता है।

यह भी देखा गया है कि "संवेगात्मक असुरक्षा"(emotional insecurity) का शिकार व्यक्ति अन्य लोगों का ध्यान अपनी ओर आकर्षित करने के लिए किसी शारीरिक व्याधि का बहाना करता है।

वास्तविक रूप से निष्क्रियता या अन्य लक्षण भी देखी जाती है इसे मनो दैहिक व्याधि (psychosomatic disorder) कहा जाता है। मनो विश्लेषक फ्राइड ने मनोविश्लेषण पद्धति के तीन स्तरों का वर्णन किया है-

सौहार्द्र (rapport) -

इसके अंतर्गत रोगी को सबसे पहले सौहार्दपूर्ण वातावरण देना होता है। जिसके लिए उसके साथ सहानुभूति पूर्वक मित्रता पूर्ण बातें करनी होती है। रोगी को यह विश्वास हो जाता है कि उससे बातें करने वाला व्यक्ति उसका शुभचिंतक है। इससे रोगी बिल्कुल आराम की स्थिति में बैठता है। और प्रसन्नता पूर्वक अपनी सारी समस्याओं को मनोविश्लेषक के सामने विस्तार से बताता है। इस प्रकार रोगी एवं चिकित्सक के बीच एक व्यक्तिगत विश्वासपूर्ण संबंध हो जाता है। जिसे RAPPORT स्थापित करना कहा जाता है।

वार्तालाप (conversation)

रोगी एवं मनोविश्लेषक के बीच जब एक विश्वास का संबंध हो जाता है तो मनोविश्लेषक उससे उसकी इच्छाएं उसके जीवन से संबंधित सभी घटनाओं का विवरण लेकर उसे रिकॉर्ड करता है। ऐसा करते हुए दो प्रकार के लाभ होते हैं-

एक तो रोगी का जीवन इतिहास चिकित्सक के पास आ जाता है।

दूसरा रोगी अपनी समस्याओं को जब बिना किसी तनाव के दूसरे को बताता है तो वह स्वयं को तनाव मुक्त कर लेता है। जिससे अनजाने में रोगी को स्वास्थ्य लाभ प्राप्त होता है ।

विश्लेषण (Analysis)

मनोविश्लेषक के पास जो सूचनाओं प्राप्त होती है उनका विश्लेषण कर रोगी की उचित चिकित्सा की जाती है।

फ्राइड का कहना है कि जब रोगी अपने मन की उलझन और तनाव को स्वतंत्रता के साथ अभिव्यक्त करता है तो उसकी आंतरिक वेदना समाप्त हो जाती है। तथा चेतन एवं अचेतन स्तर पर चल रहे द्वंद भी समाप्त हो जाते हैं। रोगी शारीरिक और मानसिक रूप से स्वस्थ हो जाता है।

यह चिकित्सा पद्धति सामान्य मानसिक अवस्था वाले व्यक्ति के लिए भी बहुत लाभकारी है, क्योंकि सामान्य जीवन में भी व्यक्ति की अभियोजन संबंधी समस्याएं होती है। लेकिन व्यक्ति इसके प्रति अधिक जागरूक नहीं होता है। जिसका परिणाम होता है कि वह धीरे-धीरे कई प्रकार की शारीरिक व्याधियों का भी शिकार हो जाता है। इसलिए यह चिकित्सा पद्धति सामान्य जन की समस्याओं के लिए भी बहुत उपयोगी है ।

मनुष्य की केवल शारीरिक बीमारियां नहीं होती है न्यूनतम स्तर पर मानसिक विकार भी होते हैं तथा यह मानसिक विकार कभी-कभी बहुत ही गहन रूप का होता है जिसे मानसिक रोगी की संज्ञा दी जाती है। उनके लिए अनेकों चिकित्सा विधि है ।
निम्नलिखित बड़े उपयोगी हैं-

समूह चिकित्सा-

इस विधि में रोगी को 5-10 व्यक्ति के साथ छोड़ दिया जाता है , उनसे मित्रता कर वे आपस में वार्तालाप करते हैं और इसका प्रभाव उनके मनोस्थिति पर बहुत ही सकारात्मक पड़ता है। वे तनाव से मुक्त होते हैं तथा अपनी मानसिक और शारीरिक समस्याओं का निदान भी पा जाते हैं।

व्यावसायिक चिकित्सा -

मनोवैज्ञानिकों का कहना है की मानसिक रोगों का अधिक बढ़ जाना कई बार उनके जीवन शैली पर भी निर्भर करता है इसलिए यदि मानसिक रोगी को किसी कार्य में संलग्न कर दिया जाए तो उनका ध्यान कार्य पर केंद्रित हो जाता है जिससे उन्हें अपनी समस्याओं के लिए चिंता करने का समय नहीं मिलता है। रोगी सृजन के कार्य में इतना व्यस्त हो जाता है कि उसे अपनी मानसिक परेशानी का अनुभव नहीं होता है वह एक स्वस्थ चिंतन करते हुए प्रसन्नता महसूस करता है। जिससे उसका मानसिक रोग धीरे-धीरे ठीक होने लगता है।

इस प्रकार मनोवैज्ञानिकों ने मानसिक रोगियों के लिए भी अनेक प्रकार के चिकित्सा प्रविधि को अपनाकर उन्हें भी सामान्य करने का प्रयास किया है।

मनोवैज्ञानिक परामर्श (PSYCHOLOGICAL COUNCELLING)

मनोवैज्ञानिक परामर्श मनोवैज्ञानिकों द्वारा निर्मित एक ऐसी पद्धति है जिसमें सामान्य व्यक्ति की मनोवैज्ञानिक समस्या जिससे उन्हें तनाव होता है या उनकी अभियोजन में समस्या आती है। वह अपनी स्थिति से बिल्कुल व्यग्र होकर स्वयं अपनी विवेक और बुद्धि से अपनी समस्या का समाधान नहीं कर पाते हैं । व्यक्ति की इस परिस्थिति में मनोवैज्ञानिक परामर्श के द्वारा ही उनकी समस्या का समाधान हो सकता है ।

परेशानियों को किस प्रकार से दूर किया जाए इसका ज्ञान परामर्श के माध्यम से सफल ढंग से होता है। मनोवैज्ञानिक परामर्श के द्वारा व्यक्ति में आंतरिक सूझबूझ का ज्ञान होता है। जिसके कारण व्यक्ति मानसिक रूप से स्वयं को तनाव मुक्त कर सकता है। इसका लाभ उन्हें अपने दैनिक क्रियाकलाप में तथा समाज में अभियोजन करने में मिलता है ।

वर्तमान समय में व्यक्ति की जीवन शैली बिल्कुल यांत्रिक हो गई है। सामाजिक वातावरण में संवेगात्मकता की कमी हो गई है। व्यक्ति स्वयं में इतना अधिक व्यस्त हो गया है कि वह अपनी भावनाओं को भी किसी के साथ अभिव्यक्त नहीं करता है। । इसका प्रभाव व्यक्ति के मानसिक स्वास्थ्य पर पड़ता है।

वर्तमान समय में संवेगात्मक सुरक्षा के अभाव में व्यक्ति चिड़चिड हो जाने के कारण कभी अवसाद एवं विषाद की समस्या से ग्रस्त हो जाता है। ऐसी स्थिति में मनोवैज्ञानिक परामर्श बहुत ही लाभकारी होता है।

परामर्श लेने वाले व्यक्ति के साथ मनोवैज्ञानिक बहुत ही धैर्य पूर्वक उसकी बातों को उसके सहायक के रूप में सुनते है ।मनोवैज्ञानिक की बातों से परामर्श लेने वाला व्यक्ति इतना प्रभावित हो जाता है कि उसके द्वारा दिए गए सुझाव को सहर्ष स्वीकार कर लेता है।

इस परामर्श से व्यक्ति में आत्म शक्ति तथा आत्मविश्वास जागृत होता है। व्यक्ति की निर्णयात्मक क्षमता बढ़ती है । संतुष्टि एवं शांति प्राप्त होती है और मानसिक स्वास्थ्य अच्छा बनता है।

एक मनोवैज्ञानिक परामर्शदाता के रूप में मेरा स्वयं का अनुभव रहा है कि परामर्श हमेशा ही व्यक्ति के जीवन की समस्या के समाधान में मार्गदर्शन का कार्य करता है ।परामर्श से व्यक्ति का आत्मविश्वास बढ़ता है तथा एक सकारात्मक व्यक्तित्व निर्मित होता है।

मैं यहां एक उदाहरण का वर्णन करना चाहती हूं-

एक वृद्ध महिला का मैंने मनोवैज्ञानिक परामर्श किया था। वह महिला अपनी पारिवारिक समस्याओं के कारण जीवन जीने की इच्छा ही खत्म कर चुकी थी। मेरे पास जब वह परामर्श के लिए आई तो मैं ने बहुत ही सौहार्द भाव के साथ उसकी सारी समस्याओं को सुना तथा 4 सत्रों में परामर्श देने के बाद जीवन के प्रति उसके दृष्टिकोण में परिवर्तन आया। एक आशावादी एवं प्रसन्न चित् विचारधारा उसके अंदर विकसित हुई। इसका लाभ उसे पारिवारिक समायोजन एवं स्वस्थ्य मानसिक अवस्था के रूप में मिला।

इस प्रकार व्यक्तिगत जीवन की समस्या बच्चों की समस्या परिवार की समस्या के लिए मनोवैज्ञानिक परामर्श लेना व्यक्ति के मानसिक स्वास्थ्य के लिए हितकर है ।

युवा विद्यार्थियों के लिए परामर्श एक मार्गदर्शन का काम करता है। वह बच्चे जो लक्ष्य विहीन है तथा निराशा और हताशा के कारण गलत रास्ते पर जाने लगते हैं वैसी स्थिति में अभिभावकों के समक्ष बहुत बड़ी समस्या हो जाती है कि वह अपने बच्चों का मार्गदर्शन किस प्रकार करें। ऐसी समस्या में यदि बच्चों को मनोवैज्ञानिक परामर्श के लिए भेजा जाए तो बहुत सफलता मिलती है।

बच्चों में लक्ष्य पूर्ण जीवन की प्रेरणा जागृत होती है। बच्चे एक सफल जीवन प्राप्त करते हैं ।

मनोवैज्ञानिक परामर्श व्यक्ति के मानसिक स्वास्थ्य के लिए बहुत हितकर है। किसी भी सामान्य व्यक्ति को अपनी समस्या के समाधान के लिए मनोवैज्ञानिकों के पास परामर्श के लिए बिना किसी संकोच के जाना चाहिए। यह सामान्य जीवन जीने का एक उपयोगी तरीका है ।

लोगों थेरेपी (LOGOTHERAPY)

लोगों थेरेपी(LOGOTHERAPY) एक ऐसी पद्धति है । जो व्यक्ति में प्रेरणात्मक शक्ति जाग्रत करती है। इस पद्धति का विकास विक्टर फ्रेंकल (VICTOR FRANCLE) नामक एक साइकैटरिस्ट(psychiatrist and neurologist) एवं न्यूरोलॉजिस्ट ने किया है। इनका कहना है कि-

व्यक्ति को अपने जीवन का अर्थ समझना चाहिए तथा जीवन का अर्थ खोजने मैं ही उसके जीवन जीने की अभिप्रेरणात्मक शक्ति होती है जो उसे स्वस्थ रखती है। विक्टर फ्रेंकल के अनुसार-

"Primary motivational force of an individual is to find a meaning in life "

विक्टर फ्रेंकलि ने1946 में एक पुस्तक प्रकाशित किया

"MAN'S SEARCH FOR MEANING "

इस पुस्तक में इन्होंने स्पष्ट रूप से लिखा है की सर्व शक्तिशाली अभिप्रेरणात्मक शक्ति जो व्यक्ति के जीवन को सक्रिय रखता है वह है-

" जीवन को अर्थपूर्ण समझना तथा जीवन में एक उद्देश्य का होना"

जब व्यक्ति अपना जीवन उद्देश्य विहीन समझता है तो उसकी जीवन शक्ति कमजोर हो जाती है एवं जब अपने जीवन को उद्देश्य पूर्ण समझता है तो जीवन के प्रति उसका दृष्टिकोण सकारात्मक हो जाता है। इस थेरेपी में व्यक्ति को उसे अपने जीवन में एक उद्देश्य को लेकर जीने के लिए प्रोत्साहित किया जाता है। समस्या और निदान दोनों के लिए आशावादी दृष्टिकोण अपनाने का सुझाव दिया जाता है। जिसके फलस्वरूप व्यक्ति की जीने की इच्छा तथा आशावादी होने की भावना जागृत होती है।
इस प्रकार –

" लोगों थेरेपी एक आशावादी पद्धति है।"

लोगों थेरपी पद्धती के निम्न क्रम है-

1. व्यक्ति के मनोभाव में परिवर्तन लाना- कोई व्यक्ति अपनी जिंदगी से परेशान होकर निराशावादी उदास पूर्ण जीवन जी रहा हो तो उस के साथ सहानुभूति पूर्वक व्यवहार करना। एक शुभचिंतक के रूप में उसके सामने उसकी समस्याओं का समाधान आशावादी विचारधाराओं के साथ प्रस्तुत करना जिससे वह सफलता से अपने नीरस जीवन से निकलकर एक आशावादी उद्देश्य पूर्ण जीवन जीने की प्रेरणा प्राप्त कर के सफल हो सके।
2. लोगों थेरेपी में व्यक्ति के सामने सफल लोगों के उदाहरण रखे जाते हैं आशावादी विचारधारा को जीवन का सबसे महत्वपूर्ण विचार बताया जाता है। इस पद्धति में व्यक्ति को यह विश्वास दिलाया जाता है कि यह जीवन व्यर्थ नहीं है। इस जीवन का हमेशा ही एक प्रयोजन है। व्यक्ति को अपने जीवन का अर्थ ढूंढने का प्रयास करना चाहिए। यह जीवन बहुत ही अनमोल है हमेशा इसका सदुपयोग करके एक सफल व्यक्तित्व का व्यक्ति बनना चाहिए।
3. चिकित्सक की बात से प्रभावित होकर व्यक्ति अपने जीवन के उद्देश्य की खोज करने का प्रयास करता है।
4. लोगोथेरेपी के द्वारा व्यक्ति में रचनात्मक चिंतन की क्षमता आती है। अपने निराशा जिंदगी से दूर एक आशावादी दृष्टिकोण रखने लगता है ।व्यक्ति अपने जीवन को सार्थक बनाने का प्रयास करता है। उसमें जीवन जीने की मूल प्रवृत्ति जागृत होती है।
5. व्यक्ति में एक अर्थपूर्ण जीवन जीने की मानसिक और शारीरिक अवस्था का निर्माण होता है।

मनोविश्लेषण(psychotherapy) एवं लोगों थेरेपी (Logotherapy) में निम्नलिखित अंतर है-

1. मनोविश्लेषण में रोगी के अतीत की बातों को ढूंढने का प्रयास किया जाता है, उसकी निराशा की समस्या का समाधान उसके बीते हुए घटनाओं के विश्लेषण के आधार पर करने का प्रयास किया जाता है। जबकि लोगों थेरेपी में व्यक्ति की बीते हुए समय में होने वाली घटनाओं पर ध्यान केंद्रित नहीं किया जाता है,

बल्कि उन घटनाओं को विस्मृत कर आगे बढ़ाने की प्रेरणा दी जाती है। भविष्य के लिए एक प्रेरक दृष्टिकोण स्थापित किया जाता है।

2. लोगों थेरेपी के द्वारा व्यक्ति के जीवन में उद्देश्य निर्धारित होता है। व्यक्ति में उत्साह जागृत होती है। प्रगतिशील विचारधारा का समावेश करने का प्रयास किया जाता है।

मनोविश्लेषण में अतीत की बातों की पुनरावृत्ति कर उसे भूलने का सुझाव दिया जाता है। भविष्य के उद्देश्य की बात नहीं की जाती है, तथा जीवन की सार्थकता की भी बात नहीं बताई जाती है। जिससे रोगी के लिए कोई लक्ष्य सामने नहीं रहता है। इसका परिणाम यह होता है कि व्यक्ति में सकारात्मक व्यक्तित्व का विकास नहीं हो पाता है।
इस प्रकार

" लोगों थेरेपी एक रचनात्मक पद्धति है।"

वर्तमान में यह बहुत ही लोकप्रिय है। 1990 से अनेकों संस्थान इस लोगों थेरेपी की प्रशिक्षण में संलग्न है यह मानसिक तथा शारीरिक स्वास्थ्य के लिए बहुत ही लाभकारी पद्धति है ।

आध्यात्मिक ज्ञान एवं ध्यान के द्वारा स्वास्थ्य लाभ (HEALTH BENEFITS THROUGH SPIRITUALISM AND MEITATION)

"शरीर एवं मनोस्थिति का संयुक्त स्वरूप ही स्वास्थ्य है।"

अध्यात्म भारत की संस्कृति में हजारों साल पुरानी एक ऐसी क्रिया शैली है जिसके द्वारा व्यक्ति मानसिक एवं शारीरिक रूप से स्वस्थ रह सकता है। आध्यात्मिक दृष्टिकोण से शरीर को स्वस्थ रखने के लिए शरीर की संरचना को निम्न प्रकार से समझना होगा -

1. शरीर की संरचना के तत्व -

यह शरीर पंचभूत तत्वों का बना हुआ है। वह निम्नलिखित है-

a. पृथ्वी
b. जल
c. अग्नि
d. हवा
e. आकाश

इन पांच तत्वों की संतुलित स्थिति व्यक्ति के अच्छे स्वास्थ्य का परिचायक है। यह सारे ही तत्व भौतिक तत्व है।

इसके अतिरिक्त इस भौतिक शरीर में इसके अंदर एक सूक्ष्म स्वरूप है जिसे " कुंडलिनी" कहा जाता है ।यह सूक्ष्म स्वरूप सात चक्र से बना हुआ है। जिसके द्वारा हमारे शरीर के अंदर विद्युत तरंग प्रवाहित होता है। इस विद्युत तरंग का प्रवाह शरीर में स्थित ब्रह्म नाड़ी के द्वारा होता है यह सात चक्र निम्न है-

1. मूलाधार
2. स्वाधिष्ठान
3. मनी पूरक
4. अनाहट
5. विशुद्ध चक्र
6. आज्ञा चक्र
7. सहस्रार चक्र

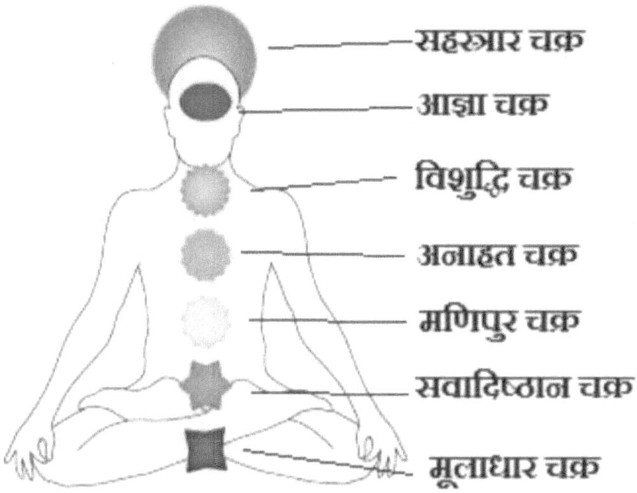

मूलाधार -

यह कुंडलीनि शक्ति का आधार है । अच्छे स्वास्थ्य के लिए इस चक्र का सक्रिय रहना परम आवश्यक है।

स्वाधिष्ठान चक्र -

यह मूलाधार के ठीक ऊपर आता है पूरे शरीर में व्याप्त होने वाले व्यान वायु का मुख्य स्थान है यह जल तत्व का स्थान है इस चक्र की सक्रियता से मल मूत्र संबंधी शारीरिक विकार नहीं होता है ।

मनी पूरक चक्र -

इसका स्थान नाभि मूल है । यह सामान वायु का स्थान है भोजन से प्राप्त रस को समान रूप से पहुंचने वाला कार्य इसी चक्र के द्वारा होता है यहां अग्नि तत्व है।

अनाहत चक्र -

इसका स्थान हृदय क्षेत्र है। मुख और नासिक की गति एवं प्राण वायु का संचालन इसी चक्र के द्वारा होता है।

विशुद्ध चक्र -

यह गला प्रदेश में स्थित है । वाक्य शक्ति का नियंत्रण यहां से होता है यह आकाश तत्व है।

आज्ञा चक्र -

यह भृकुटी के मध्य में स्थित है यह स्थान दिव्य शक्ति का स्रोत है।

सहस्रार या शून्य चक्र है यह अष्टदलकमल स्वरूप मस्तक के उच्च मध्य स्थान में स्थित है। यह शरीर के सभी शक्तियों का केंद्र बिंदु है।

व्यक्ति के मानसिक एवं शारीरिक स्वास्थ्य के लिए कुंडलिनी शक्ति का सामान्य एवं जागृत होना आवश्यक है। वर्तमान समय की आधुनिक चिकित्सा पद्धति इस कुंडलिनी शक्ति के अस्तित्व को नहीं स्वीकृत करती है। क्योंकि इसकी वस्तुनिष्ठ परीक्षण नहीं की जा सकती है। यह इतना सूक्ष्म है कि इसे सिर्फ अनुभव किया जा सकता है।

आध्यात्मिक ज्ञान का यह सिद्धांत व्यक्ति के मनोचेतना को शांत करता है। अच्छे स्वास्थ्य के लिए शुद्ध सात्विक "जीवन शक्ति" जिसे "आत्मा" कहा जाता है, उसके महत्व को बताता है। व्यक्ति की आत्मा जो उसकी चेतना है ।उसका स्वाभाविक गुणधर्म शांति एवं प्रसन्नता है ।अपने स्वाभाविक स्थिति में जब चेतन होती है तो व्यक्ति स्वस्थ रहता है।

जीवन चेतना के स्वाभाविक स्वरूप शांति एवं प्रसन्नता के लिए ऋषियों ने ध्यान की क्रिया बताइ है । ध्यान करने से व्यक्ति के विचारों की शुद्धि होती है। नकारात्मक वृत्तियों की समाप्ति होती है। एकाग्रता की शक्ति बढ़ती है जिससे मस्तिष्क में रक्त संचार अच्छी तरह होता है। एवं व्यक्ति की मानसिक शक्तियों ज्यादा सुदृढ़ होती है।

नियम के अनुसार सही ढंग से ध्यान करने वाले व्यक्ति में- अल्जाइमर, पार्किंसन, एवं रक्तचाप(Alzheimer ,Parkinson's and blood pressure) आदि बीमारी नहीं होती है।

ध्यान की क्रिया करने से व्यक्ति में रजोगुण एवं तमोगुण की कमी होती है एवं सत्व गुण विकसित होता है। इसके प्रभाव से इंद्रियों पर व्यक्ति नियंत्रण रख सकता है। निर्विकार एवं शुद्ध भाव की जागृति होती है।

यह ज्ञान किसी पुस्तक के पढ़ने या कहीं शिक्षा लेने से नहीं आ सकती है इसके लिए व्यक्ति को स्वयं अंतर्मुख होकर ध्यान करना होगा।

व्यक्ति जब अनासक्त भाव से काम करता है तो उसे किसी प्रकार की प्रत्याशा (expectation) नहीं रहती है। इसलिए उसे कोई चिंता भी नहीं होती है। एवं किसी प्रकार के तनाव और निराशा की स्थिति में भी वह नहीं रहता है। इसलिए उसका मानसिक एवं शारीरिक स्वास्थ्य अच्छा रहता है।

आध्यात्मिक साधना के नियम के अनुसार स्वस्थ जीवन के लिए निर्विकार भाव होना आवश्यक है। बाहरी रूप से वैराग्य का आवरण व्यक्ति के अंतर मन को सुख एवं शांति कभी प्रदान नहीं कर सकता है। कोई भी दबी हुई इच्छा जो उसके अचेतन एवं अवचेतन मन में दबाकर पड़ी हुई है वह हमेशा अग्नि की तरह प्रज्वलित होती रहती है। और बाहर चेतन स्तर पर आने के लिए प्रयत्नशील रहती है जिसके कारण व्यक्ति के मनोवैज्ञानिक स्तर पर एक द्वंद्व की अवस्था रहती है । इस अवस्था का प्रभाव व्यक्ति के मानसिक और शारीरिक स्वास्थ्य पर पड़ता है।

संसार में अंतर लिप्त व्यक्तियों के लिए" भरतरी हरि" ने निम्न प्रकार से उनकी अवस्था का वर्णन किया है ।

" भोग नहीं भोगे गए अर्थात भोगों को हमने नहीं भोगे किंतु हम ही भोगे गए, हम ही तप गए, समय नहीं बिता हम ही बीत गए, हमारी इच्छाएं जर्जर नहीं हुई हम ही जर्जर हो गए ।"

अपनी इन बातों में "भरतरी हरी" ने स्पष्ट किया है कि-

बहुत अधिक इच्छाएं रखने एवं असंतोष के साथ संसार में लिप्त होकर रहने पर व्यक्ति की इच्छाएं कभी भी समाप्त नहीं होती है ।

व्यक्ति भले ही समाप्त हो जाता है लेकिन उसके अंतर्मन के राग द्वेष दुर्भावना ईर्ष्या जैसे विकार समाप्त नहीं होते हैं । इसका प्रभाव व्यक्ति के व्यवहार में उसकी अभियोजन संबंधी समस्याओं को उत्पन्न करता है और वह व्यक्ति के आंतरिक दुख का कारण बनता है। यह आंतरिक दुख शारीरिक और मानसिक स्वास्थ्य को प्रभावित करता है।

आध्यात्म के अनुसार व्यक्ति को स्वस्थ रहने के लिए सम्यक जीवन की आवश्यकता है:

1. सम्यक संकल्प - व्यक्ति के संकल्प व्यावहारिक एवं स्वाभाविक होने आवश्यक है।
2. सम्यक वचन - व्यक्ति के वचन हमेशा ही सरल एवं मधुर होने चाहिए।
3. सम्यक कर्म - व्यक्ति द्वारा किए गए सारे कर्म ही सरल एवं स्वाभाविक होने चाहिए।
4. सम्यक दृष्टि - व्यक्ति की दृष्टि का बहुत अधिक महत्व होता है हमेशा ही अपने दृष्टिकोण में शुद्धता रखनी ।चाहिए भले बुरे का ज्ञान होना चाहिए सर्व स्वीकृत सामाजिक दृष्टि होनी चाहिए।

सदाचारी जीवन व्यक्ति को स्वस्थ एवं खुश रखने का सबसे बड़ा साधन है ।इसके अतिरिक्त व्यक्ति के जीवन शैली में उसकी आजीविका का साधन ईमानदारी और परिश्रम का होना चाहिए। मन और शरीर को शुद्ध रखना चाहिए ।

समय के साथ घटने वाली घटनाओं के सुख और दुख को बहुत अधिक संजोकर नहीं रखना चाहिए दोनों ही प्रकार के अनुभूतियों के लिए सम्यक दृष्टि होना चाहिए।
सुख एवं दुख दोनों ही क्षणिक होते हैं समय बदलता है। परिस्थिति बदल जाती है लेकिन हम उन यादों के कारण स्वयं को वर्तमान के साथ नहीं जोड़ पाते हैं जिस कारण से मनो स्थिति उद्विग्न होता है । और इसका प्रभाव व्यक्ति के शारीरिक और मानसिक स्वास्थ्य पर पड़ता है।

इस प्रकार आध्यात्मिक स्वभाव व्यक्ति को सुख-दुख से स्वतंत्र रखकर स्वस्थ रखता है । आध्यात्म व्यक्ति के मनोबल को सुदृढ़ करता है।

घरेलू उपचार (HOME REMEDIES)

स्वास्थ्य संबंधी पूर्ण सावधानी रखने एवं स्वास्थ्य रक्षक जीवन शैली अपनाई जाने के बाद भी व्यक्ति का शरीर कभी किसी प्रकार की व्याधि का शिकार हो ही जाता है। यह व्याधि कभी क्षणिक हल्के स्वरूप की होती है तो कभी विकट गंभीर हो जाती है । कोई भी गंभीर बीमारी अचानक नहीं होती है। सामान्य तौर पर देखा जाता है कि जब कोई शारीरिक व्याधि प्रारंभिक अवस्था में होती है तब व्यक्ति उसके बारे में ध्यान नहीं देता है। जब वह गंभीर रूप में दिखाई देने लगती है तब चिकित्सा के लिए सोचता है।

जब कभी भी किसी प्रकार की शारीरिक परेशानी बिल्कुल सामान्य रूप की हो तब उस समय सरल घरेलू उपचार का प्रयास किया जाना लाभदायक होता है। घरेलू उपचार की प्रक्रिया प्राचीन काल से ही प्रचलित है, यह सामान्य रूप से हर घर में अपनाया जाता है। छोटी-मोटी शारीरिक व्याधि होतो यह घरेलू उपचार बहुत ही कारगर होता है।

घरेलू उपचार का सेवन सही तरीके से और सही समय पर किया जाए तो व्यक्ति को बीमार पड़ने से बचाव होता है एवं शरीर में रोग निरोधी क्षमता भी सुद्दढ़ होती है। इस प्रकार व्यक्ति का स्वास्थ्य अच्छा रहता है।

घरेलू उपचार के उपयोग में कुछ सावधानियां भी रखनी होती है जो निम्न है-

1. घरेलू उपचार के सेवन में इस बात का ध्यान रखना चाहिए कि व्यक्ति अगर पूर्व में किसी गंभीर रोग से ग्रस्त रहा हो तो उसे घरेलू उपचार बहुत ही सावधानी के साथ करना चाहिए बल्कि अपने चिकित्सक से सलाह लेकर ही करना चाहिए।
2. घरेलू उपचार के सभी तत्व सामान्य स्वरूप के होते हैं लेकिन व्यक्ति के लिए कितना लाभकारी होगा यह उसकी शारीरिक क्षमता पर निर्भर करती है इसलिए आरंभ में अल्प मात्रा में इसका उपयोग करना चाहिए एवं लाभकारी परिणाम को देखते हुए इसकी पुनरावृति की जानी चाहिए।
3. घरेलू उपाय अनेकों है और यह सभी उपाय सभी व्यक्ति के लिए समान रूप से लाभकारी हो यह आवश्यक नहीं है।

इसलिए अपने स्वास्थ्य एवं शारीरिक अवस्था के अनुरूप बहुत ही सावधानी के साथ इसका सेवन किया जाना चाहिए।

यहां पर कुछ अनुभूत अर्थात उपयोग किए गए घरेलू उपचारों का वर्णन है जिसका लाभ व्यावहारिक रूप से अनेक लोगों को प्राप्त हुआ है ।

1. सर से संबंधित समस्याएं (Disease of head)

a. बालों का झड़ना(Hair fall)

बाल झड़ने की समस्या एक सर्वसाधारण समस्या बन कर रह गई है। वर्तमान भोजन शैली एवं वातावरण में बाल झड़ना एक सामान्य विषय हो गया है इसके लिए कुछ घरेलू उपाय बड़े ही लाभकारी हैं उनमें निम्नलिखित है-

एक मिश्रण तैयार करना –

मेथी पाउडर - एक चम्मच
आंवला चूर्ण- एक चम्मच
मुल्तानी मिट्टी का चूर्ण - आधा चम्मच

अब इन तीनों प्रकार के पाउडर को 100 मिलीलीटर पानी में रात में भिगोकर रखते हैं ,तथा इस मिश्रण को प्रातः काल बालों में अच्छी तरह से लगाकर आधे घंटे के लिए छोड़ दें। आधे घंटे के पश्चात बालों को धो लें। यह प्रक्रिया सप्ताह में एक बार अवश्य करें इससे बालों का झड़ना कम होगा तथा बाल मुलायम भी होंगे। यह एक गुणकारी उपाय है।

प्याज का रस (Onion juice)

दो मध्यम आकार के प्याज को पीसकर उसका रस निकाल ले फिर उस रस को बालों की जड़ में लगाकर आधे घंटे छोड़ने के बाद बाल को धो ले। यह उपाय बाल के लिए बहुत ही लाभकारी है।

शहद एवं नींबू का रस

छह चम्मच नींबू के रस में दो चम्मच शहद मिश्रित कर उस मिश्रण को बालों के जड़ में लगाकर आधे घंटे के लिए छोड़ दें उसके बाद बाल को अच्छी तरह से धो ले ऐसा करने से बाल मुलायम होता है तथा बाल के झड़ने की समस्या भी कम होती है ।

b. बाल से संबंधित दूसरी समस्या समय से पहले बालों का सफेद होना है । इसके लिए कुछ घरेलू उपाय बड़े ही लाभकारी हैं-

बाल के लिए तेल बनाने की विधि-

1/2 किलो किसी भी ब्रांड का नारियल तेल ले और उसमें निम्नलिखित वस्तुओं को मिश्रित करें-
एक चम्मच करी पत्ता का चूर्ण
एक चम्मच आंवला का चूर्ण
एक चम्मच कलौंजी का चूर्ण
एक चम्मच मेहंदी का चूर्ण

इस प्रकार तेल में डाले गए इन सभी चीजों के साथ तेल को गैस के ऊपर चढ़ा दें जब एक उबाल आ जाए तो उसे नीचे उतर कर ठंडा होने के लिए रख दें। जब यह तेल ठंडा हो जाए तो उसे छानकर एक बोतल में रख ले। इस तेल को सप्ताह में दो बार अवश्य बालों के जड़ में मालिश करें इससे समय से पहले बाल को सफेद होने से रोका जा सकता है। और बाल काले होंगे ।

सर दर्द (Headache)

सर दर्द एक ऐसी समस्या है जो प्रत्येक व्यक्ति को किसी न किसी समय किसी भी कारण से होता है । सामान्यतया व्यक्ति इसके कारण को खोजने के बदले किसी प्रकार के एलोपैथिक दवा का सेवन कर आराम पाना चाहते हैं। लेकिन सर के दर्द में घरेलू उपचार बहुत ही लाभकारी देखा गया है।

यदि सर दर्द थकान या ठंड की वजह से हो रहा है तो निम्नलिखित मिश्रण बहुत ही लाभकारी होता है-

अदरक का टुकड़ा - 1 इंच के आकार का
छोटी इलायची - दो
दालचीनी का टुकड़ा- 1 इंच के बराबर
तेज पत्ता- तीन पत्तियां
हल्दी चूर्ण एक चौथाई चम्मच

डेढ़ कप पानी में इन सभी चीजों को मिश्रितकर इसे उबाल कर एक कप के बराबर बना ले फिर उसे चाय की तरह गरम-गरम पीने से सर दर्द में बहुत लाभ होता है।

सर पर मालिश –

सर दर्द की अवस्था में ललाट पर मालिश के लिए तेल को निम्न तरह से बनाएं-

सरसों का तेल- 50 मिलीलीटर लें तथा उसे गैस पर डालकर गुनगुना कर ले फिर उसमें एक छोटा टुकड़ा कपूर का डाल दें वह गल जाएगा। इस तेल को ललाट पर एवं सर के ऊपर धीरे-धीरे मालिश करने से सिर दर्द में बहुत आराम मिलता है ।

इसी प्रकार नारियल तेल को गुनगुना करके सर के ऊपर बालों के जड़ में थोड़ी देर यदि हल्के हाथों से मालिश किया जाए तो सर दर्द में बहुत आराम मिलता है।

2. होठों का फटना –

ठंड के मौसम में अक्सर होठ सूखता है तथा होंठ कट भी जाते हैं । ऐसे में निम्नलिखित उपाय बहुत ही लाभकारी होते हैं-
गाय का घी होठों पर लगाने से वह मुलायम होते हैं तथा सुखना बंद हो जाता है
शहद को होठों पर लगाने से भी चिकनापन आता है, तथा सूखने की समस्या दूर हो जाती है।

नाभि में सरसों का तेल लगाने से भी होठों के फटने की समस्या में आराम होता है, तथा स्वास्थ्य के अन्य रूपों में भी लाभ मिलता है।

दूध की मलाई को होठों पर लगाने से होठ चिकने होते हैं, जिससे होंठ फटता नहीं है।

3. दांत का दर्द (Toothache)

दांत के दर्द की समस्या अक्सर दांत और मसूड़े के बीच भोजन किए गए पदार्थ के सड़ने के कारण होता है । कभी-कभी दांतों में कीड़े लग जाते हैं इसके कारण भी दांत में दर्द होता है। किसी चिकित्सक से परामर्श लेने में यदि विलंब हो रहा है तो घरेलू उपाय किए जाने चाहिए। कुछ घरेलू उपाय निम्नलिखित है-

a. चार चम्मच सरसों के तेल में चार लॉन्ग तथा चुटकी भर सेंधा नमक डालकर उसे पीस करके उसके पेस्ट की तरह बना ले फिर उसे दांतों और मसूड़े पर मालिश करने से दांत दर्द में बहुत आराम मिलता है।।
b. तुलसी के पत्ते का रस - 10 से 15 तुलसी के पत्ते का रस निकाल ले तथा उस रस को दांतों एवं मसूड़े पर मालिश करें यह भी दांत दर्द में बहुत लाभकारी होता है ।
c. फिटकरी - एक कप गुनगुने पानी मे एक चुटकी फिटकरी का चूर्ण डाल दें तथा उस पानी को कुछ देर तक मुंह में डालकर उसे चारों तरफ अर्थात दांत के आसपास घूमाते रहे फिर उसे फेंक दें ऐसा करने से दांत दर्द में लाभ होता है
d. नींबू के छिलके का चूर्ण - एक चौथाई चम्मच नींबू के छिलके का चूर्ण ले उसमें दो बूंद सरसों का तेल डाल दें इसे मिश्रित कर एक पेस्ट की तरह बना ले । इस मिश्रण को दांतों पर मालिश करने से दांत दर्द में बहुत लाभ मिलता है।

4. गले का दर्द (Throat pain)

गले में दर्द होने के कई कारण होते हैं। कभी यह टॉन्सिल में विकार के कारण या फिर सर्दी गर्मी के कारण होता है, तो कभी किसी गंभीर समस्या

के कारण ही होता है लेकिन यदि सामान्य स्वरूप का दर्द है तो कुछ घरेलू उपचार से इसमें लाभ पाया जाता है।
जैसे यदि टॉन्सिल की स्थिति में दर्द है तो निम्नलिखित उपाय बहुत ही लाभकारी है-

a. दो चम्मच मेथी दाना को 1 लीटर पानी में उबालकर उसे आधा करने फिर उस पानी से गर्गलिंग (gargling) करें इससे गले के दर्द में बहुत आराम होता है ।
b. अदरक एवं हल्दी ,अदरक का टुकड़ा 1 इंच , हल्दी एक चौथाई चम्मच

इन दोनों को ही डेढ़ कप पानी में उबालकर एक कप बना ले फिर उस पानी से गरारे करें टॉन्सिल में यह बहुत लाभकारी प्रयोग है ।

c. गले में यदि ठंड लगने के कारण दर्द है तो ऐसी स्थिति में पान के सादे पत्तों का रस चूसने से अप्रत्याशित लाभ देखा गया है

5. चेहरे पर झाई या दाग

वातावरण में व्याप्त प्रदूषण सबसे अधिक व्यक्ति के चेहरे को प्रभावित करता है। त्वचा में कई दाग धब्बे आ जाते हैं। त्वचा पर दाग एवं झाइयां कई कारण से होता है। जैसे उम्र की वृद्धि, बहुत अधिक धूप में घूमने, पेट का विकार या फिर त्वचा का उचित देखभाल नहीं किया जाना आदि। कारण कोई भी हो कुछ घरेलू उपाय से इस समस्या का समाधान आसानी से हो जाता है।

निम्नलिखित कुछ घरेलू उपाय हैं-

a. उबटन की विधि-
खीरे का रस - एक चम्मच
नींबू का रस - एक चम्मच
हल्दी - एक चुटकी
चावल का अटा - दो चम्मच

इस प्रकार इन सब को मिश्रित किया हुआ एक उबटन के रूप में तैयार हो जाएगा फिर इसे चेहरे के ऊपर लेप लगाकर छोड़ दें तथा आधे घंटे

के बाद साफ पानी से चेहरे को धो ले ऐसा करने से चेहरे की दाग धब्बे धीरे-धीरे समाप्त हो जाते हैं। तथा चेहरे पर झुर्रियां भी नहीं आती है।

b. पपीते का मास्क

पके हुए पपीते के 2 इंच के बराबर टुकड़े को ले तथा उ,सका एक पेस्ट बना ले फिर इस पेस्ट का चेहरे पर अच्छी तरह लेप लगा ले आधे घंटे के लिए छोड़ दें। उसके बाद चेहरा धो लें। आप स्वयं महसूस करेंगे कि आपकी त्वचा मुलायम लगेगी दाग धब्बे कम हो जाएंगे तथा चेहरे की त्वचा में एक चमक आएगी यह प्रक्रिया सप्ताह में एक बार करते रहने से त्वचा में कभी भी दाग धब्बे नहीं दिखाई देंगे।

c. उबटन –
नींबू का रस - आधा चम्मच
शहद -आधा चम्मच
गुलाब जल - एक चम्मच
मैदा - डेढ़ चम्मच

इन सभी चीजों का एक मिश्रण तैयार कर ले। फिर इस लेप को चेहरे पर लगाकर आधे घंटे के लिए छोड़ दें उसके बाद चेहरे को साफ पानी से धो लें यह उपाय चेहरे के लिए बहुत ही लाभकारी है। सप्ताह में एक बार अवश्य इसका सेवन करें इससे चेहरे में चमक आएगी तथा दाग धब्बे समाप्त हो जाएंगे चेहरे पर दाने निकलने की भी समस्या देखी जाती है।

यदि चेहरे पर दाने निकल आए तो बड़ा ही सरल घरेलू उपचार है। तुलसी का पत्ता निम्न विधि से इसका उपयोग करने से निश्चित रूप से लाभ देखा गया है-

तुलसी के पत्ते का रस - एक चम्मच
काली मिर्च का चूर्ण - एक चुटकी

इन दोनों ही चीजों को मिश्रित कर चेहरे के दाने पर लगा दें थोड़ी देर छोड़ दें यह स्वयं ही सूखने के बाद गिर जाएगा। यह क्रिया दो-तीन बार करने से आराम होता है , तथा दाग धब्बा भी नहीं आता है ।

त्वचा संरक्षण

चेहरे की त्वचा को सुंदर एवं मुलायम रखने के लिए निम्न विधि से बनाए गए पेस्ट का उपयोग बहुत ही लाभकारी है

दूध की मलाई - आधा चम्मच
नींबू का रस - आधा चम्मच
हल्दी - एक सरसों के दाने के बराबर

अब इन सब को मिश्रित कर ले । रात्रि में चेहरे को पानी से साफ करने के बाद इस मलाई के मिश्रण को चेहरे पर अच्छी तरह मालिश करके सो जाएं तथा प्रातः काल उठकर चेहरे को धो ले आप स्वयं महसूस करेंगे की चेहरा बिल्कुल साफ और मुलायम लगेगा ।

6. आंखों की देखभाल

वर्तमान समय के प्रदूषण एवं कार्य शैली के कारण आंखों की अनेक समस्याएं देखी जा रही है किंतु यदि अंकों की उचित देखभाल की जाए तो यह समस्याएं कम होगी और आंखों की दृष्टि की क्षमता अच्छी बनी रहेगी । आंखों की देखभाल के लिए निम्नलिखित उपाय किए जा सकते हैं-

a. आंखों की सुरक्षा के लिए प्रातः काल उठकर आंखों का व्यायाम किया जाना बहुत ही लाभदायक होता है।
b. प्रातः काल उठकर सामान्य तापमान के जल से आंखों को धोना आंखों के लिए लाभदायक होता है।

आंखों की सुरक्षा के लिए नींबू पानी से आंखों को धोने से अनेक लाभ देखे गए हैं, नींबू पानी बनाने की निम्नलिखित विधि है-

a. प्रातः काल लीटर पानी में एक सामान्य आकार के नींबू के रस को मिश्रित कर दें तथा इस जल से आंख को धोने से निम्नलिखित लाभ होते हैं-

- आंखों के धूल कण और गंदगी साफ होती है
- मोतियाबिंद की समस्या नहीं होती है
- आंखों की रोशनी अच्छी रहती है।

लेकिन इन सभी उपायों को अपनाने से पहले इस बात का ध्यान रखें की आपके स्वास्थ्य की कोई समस्या तो नहीं है जैसे आंख का किसी प्रकार का सर्जरी होना, या आंखों की कोई अन्य बीमारी हो तो ऐसी स्थिति में यह उपाय स्वयं से ना करें ।अपने चिकित्सक की सलाह लें तथा उनके निर्देशन में उनके आदेश अनुसार ही कोई भी क्रियाविधि करें।

पूर्व में यदि किसी प्रकार के आंख के रोग से आप ग्रस्त हैं और आपकी चिकित्सा प्रक्रिया चल रही है तो ऐसी स्थिति में आप बिल्कुल ही इन उपायों को पढ़कर उनका अनुसरण नहीं करें ।

7. कान का दर्द (Ear pain)

कान का दर्द भी कई कारण से होता है, जैसे ठंडे के मौसम में ठंड लग जाने की वजह से, कान में कभी किसी प्रकार की तंत्रिका तंत्र संबंधी विकृति आने से, या फिर कान में गंदगी के जम जाने से। यदि समस्या जटिल हो तो तुरंत ही किसी चिकित्सक से सलाह लेनी चाहिए। किंतु सामान्य स्थिति में कुछ साधारण घरेलूउपचार किए जा सकते हैं।
यदि ठंड लगने की वजह से कान में दर्द हो तो उसके लिए निम्नलिखित उपाय बहुत गुणकारी देखे गए हैं-

तेल बनाना

सरसों का तेल - 10 मिलीलीटर
लहसुन की कली - दो टुकड़ा

सरसों के तेल को आग पर गर्म होने के लिए डाल दें फिर उसमें लहसुन की कली को डाल दें जब लहसुन गुलाबी रंग का हो जाए तब तेल को गैस से हटा करके नीचे रख दें ।तेल जब गुनगुना रह जाए तो उसे बूंद बूंद कान में डालें ऐसा करने से कान के दर्द में बहुत आराम मिलता है। इस प्रकार लहसुन मिश्रित सरसों का तेल कान के लिए गुणकारी है।

यदि स्नान करते समय कानों में पानी आ जाए तो तत्कालीन उपाय की आवश्यकता होती है।

ऐसी स्थिति में मुलायम सूती कपड़ा को लेकर उसे बिल्कुल पतले बत्ती की तरह बना कर कान के अंदर धीरे-धीरे डालें यह कपड़ा कान के अंदर के पानी को सोख लेगा। इसके बाद हाथ में सरसों का तेल लगा ले और हाथ के तलवे के हिस्से को गर्म करके हाथ से कान के ऊपर सेक लगावे। ऐसा करने से कान में पानी जाने के कारण होने वाले तकलीफ नहीं होंगे।

8. मुंह में छाले का होना (MOUTH SORE)

कई बार मुंह के अंदर दाने निकल आते हैं या लाल बिल्कुल छाले की तरह हो जाते हैं जिससे बहुत तकलीफ होती है। सामान्यतया मुंह के अंदर की यह तकलीफ पेट की गर्मी के कारण होता है।

इस प्रकार की समस्या में निम्नलिखित घरेलू उपाय बहुत ही लाभकारी होते हैं-

a. अमरूद की मुलायम पत्तियां को चबाने एवं उसके रस को चूसने से मुंह में आए हुए छालों में बहुत आराम मिलता है।
b. नारियल सूखे हुए हो उनके छोटे-छोटे टुकड़े तथा उसमें मिश्री के टुकड़े को मिश्रित कर दें फिर इस मिश्रण को एक चम्मच लेकर मुंह के अंदर रखकर इसे कुछ देर तक यदि चूसते रहे तो बहुत ही जल्दी आराम मिलता है।
c. मलाई वाली दही खाने से भी मुंह के छाले में बहुत आराम मिलता है।
d. आधे कप पानी में दो बूंद नारियल का तेल डालकर उसे मुंह में थोड़ी देर रखकर फिर गिरा दें तथा दूसरी बार फिर मुंह में रखें थोड़ी देर रखने के बाद फिर उसे गिरा दें ऐसी क्रिया दिन में दो-तीन बार करने से मुंह में होने वाले छाले ठीक हो जाते हैं और व्यक्ति को आराम मिलता है ।

9. अर्थराइटिस(Arthritis)

अर्थराइटिस एक ऐसी बीमारी है जिसके कारण व्यक्ति स्वयं को शरीर से बिल्कुल असमर्थ समझने लगता है। उसके हाथ पैर में दर्द होता है, तथा अधिक समय बीतने के बाद हाथ एवं पैरों की उंगलियां टेढ़ी होने लगती है। समय पर यदि इसकी उचित चिकित्सा नहीं होती है, तो व्यक्ति शारीरिक रूप से ऐसी अवस्था में आ जाता है कि अपने स्वयं के क्रियाकलाप के लिए भी वह समर्थ नहीं होता है ।

इसलिए प्रारंभिक अवस्था में ही इसकी चिकित्सा हो जाए तो वह लाभदायक होता है।

अर्थराइटिस के अनेक कारण होते हैं। जैसे- बहुत अधिक ठंडी जगह का प्रभाव, वंशानुक्रम का प्रभाव या अन्य कोई भी कारण हो ,आवश्यकता है कि इसकी उचित चिकित्सा हो और व्यक्ति स्वस्थ रहे।

आयुर्वेद एवं होम्योपैथी में अर्थराइटिस की अच्छी चिकित्सा उपलब्ध है। यह चिकित्सा पद्धति व्यक्ति को पूर्णता स्वस्थ कर देती है। इसके अतिरिक्त कुछ घरेलू उपाय भी हैं जिनसे अर्थराइटिस मैं व्यक्ति को लाभ मिलता है।

वह निम्न है-

a. योग एवं व्यायाम –

अर्थराइटिस के लिए सबसे अधिक लाभकारी योग एवं व्यायाम है। योग के अभ्यास के द्वारा शरीर के अंगों की मांसपेशियों में लचीलापन आता है, तथा तंतुओं में सक्रियता आती है। व्यायाम भी व्यक्ति के शरीर को सक्रिय करता है जिसका लाभ यह होता है कि व्यक्ति के अंगों की क्रियाविधि सही रहती है और आर्थराइटिस से बचाव होता है।

b. भोजन शैली-

अर्थराइटिस के रोगी के लिए व्यायाम जितना उपयोगी है उतना ही अधिक उपयोगी उसकी भोजन शैली भी है भोजन के संबंध में निम्न प्रकार की सावधानियां रखना आवश्यक है –

- तेल में तला हुआ भोज्य पदार्थ का सेवन नहीं करना चाहिए।
- मीठे भोजन विशेष कर चीनी का सेवन नहीं किया जाए तो लाभकारी होता है ।
- इस बात का ध्यान रखना चाहिए की हमेशा ही गर्म भोजन करे । फ्रिज में रखे गए भोजन को निकाल कर किया जाना हमेशा ही हानिकारक होता है।
- मैदे से बनी हुई चीजों का सेवन नहीं करना चाहिए।

- अर्थराइटिस के रोगी के लिए कोल्ड ड्रिंक का सेवन बहुत ही हानिकारक है
- खट्टे पदार्थ जैसे टमाटर दही आदि का प्रयोग जितना कम हो सके करें ।
- भोजन हमेशा ही समय पर करना चाहिए।
- शारीरिक रूप से हमेशा सक्रिय रहने का प्रयास करना चाहिए
- उड़द के दाल का सेवन अर्थराइटिस के रोगी के लिए बहुत ही हानिकारक है।
- सलाद तथा हरी साग सब्जी को जितनी अधिक मात्रा में हो इसका सेवन करना चाहिए।

अर्थराइटिस के लिए कुछ घरेलू उपाय भी बहुत ही लाभकारी सिद्ध होते हैं वह निम्नलिखित मुख्य है

a. दर्द के लिए चूर्ण तैयार करना –
   मेथी दाना का चूर्ण - 100 ग्राम
   हल्दी का चूर्ण -- 50 ग्राम
   सोठ का चूर्ण - 50 ग्राम
   दालचीनी का चूर्ण - 50 ग्राम

इस प्रकार इन सभी का मिश्रण तैयार कर ले तथा प्रातः काल खाली पेट में हल्के गुनगुने पानी के साथ एक चाय के चम्मच की मात्रा का प्रतिदिन सेवन करें। यह अर्थराइटिस के रोगी के लिए बहुत ही गुणकारी है।

b. तिल का मिश्रण तैयार करना
   भुना हुआ तिल- 200 ग्राम
   सौंफ - 50 ग्राम
   मखाना - 50 ग्राम
   सूखा नारियल - 50 ग्राम

इन सभी चीजों को मिक्सी में डालकर पीसकर एक मिश्रण तैयार कर ले। प्रतिदिन एक चम्मच की मात्रा में इसका सेवन बहुत ही गुणकारी पाया गया है।

c. लहसुन(Garlic) लहसुन एक बहुत ही गुणकारी औषधि है यह अनेकों प्रकार के शारीरिक रोगों का निवारण करता है। इसकी

दो कलियां निकाल ले फिर उसे चबाकर खाएं प्रातः काल खाली पेट में इसका सेवन बहुत ही गुणकारी होता है कलियों को चबाकर लेते समय हमेशा ही गर्म पानी का उपयोग करना चाहिए इससे अधिक लाभ होता है।

d. दो चम्मच काले तिल को एक गिलास पानी में रात में भिगोकर रख दें और प्रातः काल तिल को चबाकर खा ली तथा पानी पी ले इससे भी बहुत अधिक लाभकारी परिणाम देखे गए हैं।
e. केला कच्चा हो या पका दोनों ही प्रकार के केले का सेवन अर्थराइटिस के रोगी के लिए बहुत ही गुणकारी होता है।
f. 100 मिलीलीटर दूध में एक चौथाई चम्मच हल्दी डालकर गरम-गरम रात्रि के समय पीकर सोने से नींद अच्छी आती है तथा अर्थराइटिस के रोग में भी लाभकारी होता है।
g. तीन लहसुन की कलियां, एवं आधे इंच के बराबर अदरक का टुकड़ा दोनों ही को अच्छी तरह से महीन पीस कर रख ले। इस पिसे हुए अदरक लहसुन में एक चम्मच शहद मिला कर प्रातः काल इसका सेवन करने से अर्थराइटिस के रोगी को बहुत लाभ प्राप्त होता है। अदरक लहसुन को पीसने में पानी नहीं डालना है ।

अर्थराइटिस के रोगी के लिए बहुत अधिक लाभकारी मालिश होता है यह मालिश का तेल विभिन्न प्रकार से बनाया जाता है यहां पर कुछ तरीके का उल्लेख है जो निम्न है –

सरसों का तेल (mustard oil) - आधा लीटर
अदरक(ginger) - 25 ग्राम
लहसुन(garlic) - 25 ग्राम
दालचीनी का चूर्ण - 5 ग्राम मेथी दाना का चूर्ण - 5 ग्राम
अजवाइन का चूर्ण - 5 ग्राम

पहले सरसों के तेल को एक बर्तन में डालकर गैस के ऊपर गर्म होने के लिए डाल दें फिर इन सभी चीजों को उसमें डालकर 3 से 4 मिनट उबाले फिर ठंडा होने के लिए छोड़ दें। इसे ठंडा होने के बाद इसे छान कर एक बोतल में भरकर रख ले। फिर मालिश के समय इसे हल्का गुनगुना कर इसकी मालिश करें यह दर्द के लिए बहुत ही लाभकारी तेल है।

अर्थराइटिस के रोगी के लिए प्रतिदिन प्रात काल का धूप का सेवन बहुत ही लाभकारी है।
प्रत्येक व्यक्ति को चाहे वह किसी भी उम्र का हो अपने पैरों को मोर कर जमीन में सुखासन में अवश्य ही बैठना चाहिए। इससे व्यक्ति के मांसपेशियों में लचीलापन बना रहता है। और पैर के दर्द की संभावना नहीं रहती है।

वर्तमान जीवन शैली में अधिकांश कार्य या तो खड़े रहकर किए जा रहे हैं या फिर कुर्सी पर बैठकर किए जाते हैं। इसका परिणाम यह होता है कि पैरों को कभी भी पूर्णतः मोड़कर कोई काम नहीं किया जाता है। इसके फलस्वरूप व्यक्ति के पैरों में लचीलापन की कमी हो जाती है घुटने में अकड़न होती है और फिर मांसपेशियों के सख्त होने की वजह से दर्द शुरू हो जाता है।

प्राचीन काल में जमीन पर बैठकर खाना खाने की पद्धति स्वास्थ्य के लिए बहुत ही लाभकारी था। इसका सबसे बड़ा लाभ यह होता है की कुछ देर के लिए व्यक्ति घुटने बिल्कुल मोड कर बैठा करता है । इस तरह बैठ करके भोजन करने से वायु विकार की समस्या भी नहीं होती है। यह तरीका व्यक्ति को स्वस्थ रहने के लिए बहुत ही लाभकारी है।

50 वर्ष की आयु के पश्चात व्यक्ति के शरीर की तंत्रिका तंत्र अपेक्षाकृत कमजोर होने लगती है इसलिए विशेष सावधानी एवं व्यायाम की आवश्यकता होती है।

विकासात्मक मनोविज्ञान में व्यक्ति के विकास के क्रम को देखा जाए तो जैसे छोटे बच्चों का विकास एक प्राकृतिक प्रक्रिया है, जो होती रहती है। वह विकास युवावस्था में रुक जाता है अर्थात उसमें स्थिरता आती है। लेकिन जब वृद्धावस्था आने लगता है तो स्वास्थ्य गिरने लगता है शरीर के तंतु में विघटन शुरू हो जाता है। इसलिए बच्चों की तरह देखभाल की आवश्यकता होती है। उम्र बढ़ाने के साथ जो पहली समस्या आती है वह पैरों में दर्द और घुटनों की तकलीफ की आती है।
यदि हम छोटे बच्चों के पैरों के व्यायाम को देखें और वृद्धावस्था में इस प्रकार की गतिशीलता वाले व्यायाम किए जाएं तो पैरों की मांसपेशियां सुद्दढ़ होगी। 50 वर्ष की आयु के बाद यदि छोटे बच्चों की तरह ही निम्न प्रकार से पैरों की व्यायाम किया जाए तो वह बहुत ही लाभदायक होगी-

a. 5 महीने का बच्चा जैसे पेट के बल सोए हुए पीछे की ओर से पैरों को बार-बार ऊपर की ओर मोड़ता है। बच्चों का यह खेल उनके लिए व्यायाम होता है। व्यक्ति यदि पेट के बल लेट कर पीछे की तरफ से पैरों को बार-बार ऊपर की ओर मोड़ कर यदि यह व्यायाम करें तब इससे मांसपेशियां लचीली होगी तथा सुदृढ़ भी होगी।

b. 5 से 7 महीने का बच्चा पैरों को मोड़कर दोनों हाथों एवं घुटने के बल चलता है जिससे उसके घुटने को शक्ति मिलती है। 50 वर्ष की अधिक आयु होने पर व्यक्ति के घुटने की शक्ति कम होने लगती है। प्रतिदिन प्रात काल व्यायाम करते समय इस तरह 10 से 15 मिनट तक घुटने के बल दोनों हाथों के सहारे चलना चाहिए जिससे उनके घुटने को शक्ति मिलेगी और घुटने के दर्द की शिकायत नहीं होगी ।

c. 8 से 10 महीने का बच्चा जिस तरह से घुटने के बल खड़ा होता है और फिर वज्रासन में बैठ जाता है । इस प्रकार की क्रिया उनके पैरों को बहुत शक्ति प्रदान करती है। 50 साल से अधिक उम्र के लोग यदि इस प्रकार से घुटने के बल खड़ा हो और वज्रासन में बैठे तो उनके पैरों में दर्द की समस्या नहीं होगी।

इस प्रकार जैसे एक छोटा बच्चा इन सभी स्तरों पर अपने पैरों को मजबूत कर खड़े होकर चलने लगता है। बच्चों के व्यायाम की यह प्रक्रिया प्रकृति प्रदत्त है। इस व्यायाम से उनके पैरों को इतनी ताकत मिलती है कि वह खड़े होने लगते हैं।

इस तरह वृद्धावस्था में यदि व्यक्ति अपने पैरों को सुदृढ़ करने का प्रयास करें तो यह एक प्राकृतिक चिकित्सा होगी और घुटने में दर्द की शिकायत नहीं होगी यदि हम बच्चों के इन क्रिया शैली को आसन के रूप में देखें तो उनके आसन के क्रम निम्न प्रकार है-

a. धनुरासन
b. भुजंगासन
c. सिंह आसन
d. वज्रासन
e. उष्ट्रासन ।

यह सभी आसन पैरों को सुदृढ़ करते हैं और घुटने की समस्या को दूर करते हैं ।

अर्थराइटिस में न केवल पैरों में तकलीफें होती है बल्कि हाथों की उंगलियां भी टेढ़ी हो जाती है, तथा निष्क्रियता आती है इसलिए हाथों को भी सुदृढ़ रखने के लिए हाथों के व्यायाम की आवश्यकता है। प्रत्येक उंगली की अलग से मालिश भी होनी चाहिए एवं व्यायाम भी किए जाने चाहिए। अर्थराइटिस के रोगी को जाड़े के दिनों में अपने जीवन शैली में परिवर्तन लाना चाहिए।

गर्म जगह में रहने का प्रयास करें। भोजन में गर्म चीज जैसे मेथी का साग तथा अदरक का सेवन करना चाहिए इससे उन्हें लाभ मिलेगा।

सर्दी खांसी (Cough and cold)

मौसम के परिवर्तन के साथ जो स्वास्थ्य संबंधी समस्याएं आती है उसमें सर्दी खांसी एक बहुत ही प्रमुख समस्या है । यह एक सामान्य शारीरिक विकार है लेकिन यदि यह लंबे समय तक रह जाए तो स्वास्थ्य के लिए बहुत ही घातक परिणाम देता है। सर्दी खांसी जैसे ही आरंभ हो यदि घरेलू उपचार किया जाए तो बहुत ही आसान हो जाता है। इस समस्या से छुटकारा पा लेना तथा स्वस्थ रहना।

मौसम के अनुसार यदि कुछ सावधानियां बरत लिया जाए तो सर्दी खांसी से बचा जा सकता है।
जैसे-

1. मौसम के अनुकूल आहार रखें भोजन में अदरक, तिल, मेथी का साग एवं आवला आदि का प्रयोग जाड़े में करना स्वास्थ्य के लिए हितकर होता है।
2. रात्रि के समय एक कप गर्म दूध में आधा चम्मच हल्दी मिलाकर इसका सेवन करना जाड़े के दिनों में सर्दी के बचाव के लिए बहुत ही गुणकारी उपाय है।
3. बरसात एवं जाड़े के मौसम में सोने के पहले सरसों का तेल हल्का गर्म कर ले तथा उस गुनगुना तेल को तलवे में मालिश करने से शरीर को ऊर्जा मिलती है ।

व्यक्ति यदि सर्दी जुकाम से ग्रस्त हो जाए तो निम्नलिखित घरेलू उपचार बहुत ही लाभकारी होता है-

a. तुलसी का क्वाथ
   तुलसी पत्ता - 10 या 15 तुलसी पत्ता
   काली मिर्च- 5 से 7 दाने
   अदरक- डेढ़ इंच
   लॉन्ग- चार पीस
   हल्दी - आधा चम्मच
   गुड - 50 ग्राम

इन सभी सामग्री को डेढ़ कप पानी में डालकर उबालने के लिए गैस पर डाल दें। जब यह एक कप के बराबर हो जाए तो इसे छान कर गरम-गरम घुट घुट कर पीने से सर्दी खांसी के लिए बहुत ही लाभदायक होता है ।

यदि खांसी बहुत पुराना हो गया हो एवं कलेजे में कफ जम गया हो तो ऐसी स्थिति में बहुत ही सरल घरेलू उपाय है जो अप्रत्याशित लाभ देता है वह निम्न है-

b. गुड एवं सरसों तेल का मिश्रण

   एक टुकड़ा गुड - 2 इंच के बराबर का होना चाहिए
   सरसों का तेल -चाय के चम्मच से चार चम्मच

इन दोनों ही सामग्री को अच्छी तरह मिश्रित करें जब यह बिल्कुल मुलायम मिश्रण तैयार हो जाए तब इसे खा लेना है। लेकिन इसका सेवन हमेशा ही सोने के पूर्व करना चाहिए। इसे खाने के बाद दूध या पानी नहीं पीना चाहिए। यह बहुत ही लाभकारी उपाय है। तीन से चार बार ही इसका सेवन पर्याप्त होता है। व्यक्ति पूरी तरह से सर्दी जुकाम की पीड़ा से मुक्त हो जाता है।

मैंने इस मिश्रण का प्रयोग बड़े बच्चों, छोटे बच्चों, वयस्क सभी के ऊपर किया है और बहुत ही अच्छे परिणाम देखे हैं।

c. ताजा अदरक का मिश्रण-
अदरक का चूर्ण -- 100 ग्राम
हल्दी का चूर्ण -100 ग्राम
गुड--- 500 ग्राम
शुद्ध घी-- 300 ग्राम

इन सभी सामग्री को एक पतिले में रखकर गैस के ऊपर डालें इसे लगातार ही चलाते रहें ताकि वह जल न जाए फिर जब सोंधा खुशबू आने लगे तब इसे उतार दें ।

हल्का गर्म रहे तब इसका सेवन बड़े बच्चों के लिए एक बार में दो चम्मच लेकर करें। बड़ों के लिए इसकी मात्र चार चम्मच है।

5 से 10 साल तक के बच्चों के लिए एक चम्मच है इसके सेवन के बाद तुरंत भोजन नहीं करना चाहिए और नहीं पानी पीना चाहिए। प्रातः एवं सायं काल तीन दिनों तक इसका सेवन करने से सर्दी खांसी समाप्त हो जाती है यदि बिल्कुल हल्का सर्दी खांसी हो तो दिन में एक ही बार इसके सेवन की आवश्यकता है। 5 दिनों से अधिक कभी भी इसका सेवन नहीं करना चाहिए। कभी-कभी एक या दो दिनों में ही आराम मिल जाता है । आराम मिलने के पश्चात इसका सेवन नहीं करना चाहिए।

d. पान के पत्ते से दवा

सर्दी खांसी के लिए पान के पत्ते से भी दवा बनाया जाता है वह इस प्रकार है

पान का पत्ता- पांच पत्ते
शहद - दो चम्मच

पान के पत्ते को डंठल के साथ अच्छी तरह से पीसकर उसका रस निकाल ले फिर उस रस को छोटे से कटोरे में रखकर गैस पर गर्म कर ले। पान के पत्ते के इस गरम किए गए रस में दो चम्मच शहद मिलाकर इसका सेवन करने से सर्दी खांसी में बहुत लाभ प्राप्त होता है। 4 से 5 दिनों तक के सेवन से सर्दी खांसी से छुटकारा मिल जाता है। यह उपाय बच्चों एवं बड़ों सभी के लिए किया जा सकता है।

मैंने इसके उपयोग के अद्भुत लाभ देखे हैं। इस दवा के सेवन के बाद आधे घंटे तक कुछ भी नहीं लेना चाहिए । इसका सेवन सुबह शाम किया जा सकता है।

e. सहजन (Drumstick) का सूप

सर्दी खांसी में सहजन का सूप बहुत ही लाभकारी होता है इसकी बनाने की विधि निम्न है

सहजन का एक डंडा इसे काट ले इस प्रकार एक सहजन से चार-पांच टुकड़े बन जाएंगे।
काली मिर्च का चूर्ण - एक चौथाई चम्मच
हल्दी का चूर्ण-- एक चौथाई चम्मच
प्याज - एक छोटा आकार का इसे काटकर इसके टुकड़े-टुकड़े कर ले
नमक - स्वाद के अनुसार

इन सभी सामग्री को अच्छी तरह उबाल लें उबालने के पश्चात मिक्सी में पीसकर फिर उसे छान ले। इस का सेवन करने से सर्दी खांसी में बहुत आराम मिलता है।

f. लहसुन का सेवन

सर्दी खांसी में लहसुन का सेवन बहुत ही लाभकारी देखा गया है । लहसुन की दो कली को उसका छिलका उतार कर उसे आधे कप दूध में उबाल ले। उबालने के पश्चात गरम-गरम इसका सेवन करने से सर्दी खांसी में आराम पहुंचता है। इसका भी सेवन प्रातः काल एवं सायं काल को ही करना चाहिए ।

g. खजूर(dates) का उपयोग

सर्दी खांसी में खजूर का उपयोग भी बहुत लाभकारी होता है इसका सेवन निम्न प्रकार से किया जाता है-

खजूर - पांच टुकड़ा
दूध - ढाई सौ ग्राम

इन दोनों सामग्री को एक पतीले में डालकर अच्छी तरह उबाले जब यह मात्रा में आधा हो जाए तब इसे गैस से हटकररख दे। इस खजूर का जाड़े के दिनों में प्रातः काल एवं सायं काल सेवन बहुत ही स्वास्थ्यवर्धक होता है। सर्दी खांसी से भी छुटकारा दिलाता है। शरीर की रोग निरोधी क्षमता सुदृढ़ होती है।

h. गोंद का लड्डू

जाड़े के दिनों में गोंड का लड्डू एक बहुत ही उपयोगी एवं लाभदायक खाद्य सामग्री है। इसके बनाने की विधि निम्न है-

गोंद--- 100 ग्राम
भुनी हुई अजवाइन -- 100 ग्राम
मेथी दाना का चूर्ण - 50 ग्राम
भुनी हुई मूंगफली के दाने - 100 ग्राम
मखाना - 100 ग्राम
खजूर(बिना बीज वाला)- 500 ग्राम

बनाने की विधि-

गोंद को पहले घी में अच्छी तरह भून ले यह बिल्कुल लावा की तरह हो जाएगा तथा इसका रंग गुलाबी हो जाएगा। अब अन्य सभी सामग्री के साथ इस भुने हुए गोंद को मिक्सी में पीस ले। इसके पश्चात इस का लड्डू बना ले ।

जाड़े के दिनों में प्रतिदिन इस एक लड्डू का सेवन कर यदि गर्म दूध पिया जाए तो यह स्वास्थ्य के लिए बहुत लाभकारी होता है, तथा सर्दी खांसी से भी बचाव होता है।

इस लड्डू के खाने से निम्न प्रकार के शारीरिक लाभ होते हैं-

- यह शरीर के रोग निरोधी क्षमता को बढ़ाता है
- साइटिका के रोगी के लिए या बहुत ही गुणकारी है
- अर्थराइटिस के रोगी के लिए भी इसका सेवन बहुत लाभदायक है
- शरीर के लिए शक्ति वर्धक है।

सर्दी खांसी में मालिश-

यदि ठंड लग जाने के बाद सर्दी खांसी बहुत हो जाए, नाक से पानी गिरना शुरू हो जाए ,कलेजे में कफ जम जाए तो ऐसी स्थिति में शरीर में मालिश बहुत ही ज्यादा लाभदायक होता है।

मालिश के लिए तेल निम्न प्रकार से बनाए जाने चाहिए-
एक छोटे से कटोरे में 10 चम्मच सरसों का तेल गर्म करें उसमें आधा चम्मच विक्स डाल दे। यह विक्स तुरंत ही पिघल कर तेल में मिश्रित हो जाएगा। उसके पश्चात उस तेल को गरम गरम रोगी के कलेजे पीठ एवं गला के भागों पर मालिश करने से सर्दी खांसी में बहुत आराम होता है। यदि तेज गति से सांस चल रही होती है तो वह भी ठीक हो जाता है ।

इस प्रकार ऊपर बताए गए सभी घरेलू उपाय बहुत ही लाभप्रद है व्यक्ति को उसकी शारीरिक अवस्था के अनुरूप इसका उपयोग कर स्वयं को स्वस्थ रखने का प्रयास करना चाहिए।

मोतियाबिंद (Cataract)

व्यक्ति की उम्र बीतने के साथ आंखों से संबंधित एक बहुत ही प्रमुख विकृति आती है वह है मोतियाबिंद(Cataract)। इस दृष्टि विकार में आंखों के ऊपर एक पतली सी परत आ जाती है जिस कारण से देखने में कठिनाई होती है , बाहरी सभी चीज धुंधली दिखाई देती है। व्यक्ति दृष्टि दोष की इस समस्या से बहुत परेशान हो जाता है इसलिए इसका निदान यथाशीघ्र होना आवश्यक हो जाता है। मोतियाबिंद होने के अनेक कारण है ।

जैसे- व्यक्ति का आहार, वंशानुक्रम , आंखों का सही देखभाल नहीं होना आदि ।

मोतियाबिंद से बचाव के लिए आहार पर ध्यान दिया जाना आवश्यक है। कुछ विशेष सावधानियां है जिम निम्न मुख्य है-

a. गाजर का सेवन आंखों के लिए बहुत ही लाभकारी है
b. आंवला का सेवन आंखों की ज्योति के लिए बहुत गुणकारी है

c. बादाम एवं सौंफ को बराबर मात्रा में मिश्रित कर उसका चूर्ण बना लिया जाए तथा उसका सेवन प्रतिदिन करने से आंखों के लिए बहुत लाभकारी होता है। इस चूर्ण को प्रतिदिन एक चम्मच दूध के साथ सेवन करना चाहिए।

आंखों को स्वस्थ रखने के लिए कुछ भोजन निषेध बताए गए हैं वह हैं- सफेद ब्रेड, चाय , कॉफी एवं बाजार के बनाए गए अनेक प्रकार के सॉस।

तेल में तली हुई चीजों का भी सेवन भी आंखों के लिए हानिकारक है।

आंखों के बचाव के उपाय-

1. आंखों की ज्योति एवं सुरक्षा के लिए आंखों का व्यायाम एवं प्राणायाम किया जाना गुणकारी होता है।
2. एक मध्यम आकार के नींबू के रस को 1 लीटर पानी में मिश्रित कर फिर उस पानी से आंखों को धोने से मोतियाबिंद होने से बचाव होता है। इस प्रकार के जल से आंखों को धोने से आंखों की गंदगी भी साफ होती है। आंखों को धोने में इस बात का ध्यान रखना होता है कि वह पानी न तो बहुत ठंडा हो और ना ही गर्म हो आंखों के तापमान के अनुकूल होना चाहिए अन्यथा आंखों को नुकसान भी कर सकता है। मैं ने स्वयं अपने ऊपर तथा अन्य कई लोगों को भी इस उपाय को करने का लाभ होते देखा है।
3. आंखों की दृष्टि को सही रखने के लिए एक बहुत ही लाभदायक उपाय है वह है प्रातः काल उठकर आंखों को पानी से धोना कम से कम 10 या 15 बार पानी के छींटे देकर आंखों को धोना चाहिए। उसके पश्चात शुद्ध शहद को काजल की तरह आंखों में लगाने से आंख में सूखेपन की समस्या दूर होती है तथा दृष्टि भी सही रहती है।

इन किसी भी उपाय को करने के समय व्यक्ति को इस बात का ध्यान रखना है की उसकी आंख कि किसी प्रकार की सर्जरी नहीं हुई हो या कोई गंभीर रोग से ग्रस्त नहीं हो। इसके अतिरिक्त प्रत्येक व्यक्ति की शारीरिक विशेषताएं अपने आप में एक विशेष स्वरूप की होती है इसलिए

अपने आंखों की विशेषता को देखते हुए इस उपाय का अनुसरण करने का प्रयास करें।

कब्ज (Constipation)

कब्ज की समस्या भी व्यक्ति के लिए बहुत ही परेशानी की स्थिति लाती है। प्रातः काल पेट साफ नहीं होने से दिनचर्या बहुत प्रभावित होती है साथ ही अनेकों अन्य बीमारियों की भी संभावना हो जाती है । कब्ज व्यक्ति के स्वास्थ्य के लिए बहुत ही हानिकारक होता है ।

कब्ज से छुटकारा पाने के लिए कुछ घरेलू उपचार निम्न प्रकार के हैं-

1. पके हुए पपीते के सेवन से कब्ज दूर होता है।
2. अमरूद एवं अंगूर के सेवन से भी कब्ज की समस्या दूर होती है।
3. अंकुरित चना मूंग एवं चुकंदर आदि को मिश्रित कर सलाद के रूप में सेवन करने से कब्ज की समस्या दूर होती है।
4. भोजन में हरी पत्तेदार सब्जियों का सेवन बहुत ही लाभकारी होता है। रात्रि में सोने के पहले गर्म दूध पीकर सोने से प्रातः काल पेट साफ होता है तथा कब्ज की समस्या दूर होती है।
5. प्रातः काल उठकर हल्का गुनगुना पानी पीने से भी कब्ज की समस्या दूर होती है।
6. आयुर्वेदिक चिकित्सा पद्धति में पुराने कब्ज से छुटकारा पाने के लिए एक बहुत ही अच्छी प्रक्रिया है वह है

शंख प्रक्षालन इस प्रक्रिया में व्यक्ति को पानी पिलाया जाता है तथा कुछ व्यायाम करवाए जाते हैं। इस व्यायाम के करने से व्यक्ति बार-बार मल त्याग करता है। और इस प्रकार उसका पेट बिल्कुल साफ हो जाता है इससे कब्ज की समस्या दूर होती है। तीन-चार महीने में एक बार इस शंख प्रक्षालन की क्रिया को करना स्वास्थ्य के लिए लाभकारी होता है।

अतिसार (Diarrhea)

अतिसार पेट से संबंधित विकार है। इसके अंतर्गत रोगी बार-बार मल त्याग के लिए जाता है । इस विकार से प्रभावित व्यक्ति इतना अस्वस्थ हो

जाता है कि कभी-कभी पानी की कमी हो जाती है, और फिर उसे अस्पताल ले जाना पड़ता है । इसलिए रोग आरंभ होने के पहली अवस्था में ही बहुत ध्यान दिया जाना आवश्यक है। अतिसार के अनेक कारण होते हैं जैसे-

बरसात के समय में पानी में अशुद्धि आ जाती है इसके कारण भी अतिसार होता है। मौसम बदलने के कारण भी अतिसार की शिकायत होती है। एवं वैसे भोजन जिसके पचने में परेशानी हो उसके कारण भी इस प्रकार की समस्या उत्पन्न होती है। कारण जो भी हो समस्या का निदान तुरंत करना आवश्यक है। तुरंत उपाय के लिए कुछ घरेलू उपचार बहुत ही लाभकारी देखे गए हैं जो निम्न है-

1. एक कप पानी में एक चौथाई चम्मच चाय की पत्ती डालकर उबाल लेना है तथा उसे छानकर उस चाय के पानी को धीरे-धीरे रोगी को पिलाने से तत्काल लाभ मिलता है।
2. सौंफ का मिश्रण
   भुना हुआ सोफ - एक चम्मच चूर्ण
   कच्चा सौंफ - एक चम्मच चूर्ण

इन दोनों सामग्री को मिलाकर पीस ले फिर इसमें बराबर की मात्रा में मिश्री या चीनी मिलाकर इसका सेवन करने से अतिसार में तत्काल लाभ मिलता है।

3. अजवाइन का मिश्रण
   अजवाइन दो चम्मच
   काला नमक एवं सादा नमक स्वाद के अनुसार

दोनों ही सामग्री को पीसकर उसमें एक नींबू का रस मिलाकर पीने से तत्काल लाभ मिलता है।

4. पाचक बनाने की विधि-
   अजवाइन- 50 ग्राम
   जीरा भुना हुआ - 50 ग्राम
   सौंफ - 50 ग्राम
   काला नमक- 50 ग्राम

इन सभी सामग्री को मिक्सी में डालकर पीस ले इस प्रकार पाचक तैयार कर ले इसका सेवन दो प्रकार से किया जा सकता है-

एक चम्मच के बराबर इस चूर्ण को लेकर इसमें नींबू का रस डालकर इसका सेवन कर पानी पी ले।

एक गिलास हल्के गुनगुने पानी में एक चम्मच इस चूर्ण को मिश्रित कर उसमें एक नींबू का रस निचोड़ कर डाल दें तथा उस पानी को पीने से बहुत लाभ प्राप्त होता है।

5. कच्चा पपीता का सूप-

अतिसार में कच्चा पपीता का सूप बहुत लाभकारी होता है उसके बनाने के नियम इस प्रकार हैं-

कच्चा पपीता कटा हुआ - 50 ग्राम
जीरा का चूर्ण - आधा चम्मच
नमक स्वाद के अनुसार

इन सभी सामग्री को एक बर्तन में डालकर उसमें 200 मिलीलीटर पानी डाल दे अच्छी तरह उबालकर इसका सेवन करने से अतिसार में बहुत लाभ मिलता है।

अति सार की अवस्था में इस बात का ध्यान रखना चाहिए कि रोगी को लगातार तरल पदार्थ बहुत अधिक मात्रा में कभी भी नहीं देना चाहिए। थोड़े-थोड़े अंतराल पर देना बहुत ही लाभकारी होता है।
यदि रोगी की स्थिति बहुत गंभीर हो तो तुरंत ही अस्पताल ले जाना चाहिए।

मासिक धर्म की समस्या (Menstruation problem)

मासिक धर्म की समस्या जैसे कभी- कभी समय से पहले होना, कभी विलंब से होना, या फिर मासिक धर्म के समय बहुत अधिक मात्रा में रक्त का स्राव होना आदि।

समस्या का स्वरूप जो भी हो यह स्वास्थ्य के लिए बहुत बड़ी चुनौती हो जाती है। इसलिए इसकी चिकित्सा जितनी शीघ्र हो सके करनी चाहिए।

इस समस्या के लिए कुछ घरेलू उपाय निम्नलिखित है –

अदरक का टुकड़ा - डेढ़ इंच के बराबर

चीनी - दो चम्मच

अदरक के टुकड़े को डेढ़ कप पानी में डालकर उबालने के लिए चढ़ा दें उबालने के बाद जब यह एक कप रह जाए तो उसे उतार कर उसमें चीनी मिश्रित कर उसे हल्का गुनगुना पिए । दिन में दो बार इसका सेवन करने से बहुत ही लाभकारी परिणाम देखे गए हैं।

2. धनिया का दाना - दो चम्मच

इस धनिया के दाना को दो कप पानी में डालकर उबालने के लिए चढ़ा दें। जब यह एक कप रह जाए तो इसे उतार कर इसको पीने से मासिक धर्म में बहुत ही फायदा होता है।

3. गाजर - 100 ग्राम
आंवला - दो पीस

इन दोनों ही सामग्री को एक साथ पीस कर उसमें पानी मिलाकर उसका जूस तैयार कर ले उसके बाद उसमें स्वाद के अनुसार चीनी या नमक मिलाकर इसका सेवन करने से मासिक धर्म में बहुत ही लाभकारी परिणाम देखे गए हैं।

मासिक धर्म की अनियमितता के लिए अशोकारिष्ट बहुत ही गुणकारी है। यह किसी भी आयुर्वेदिक औषधालय का लिया जा सकता है।
प्रतिदिन दो चम्मच एक कप पानी में मिलाकर इसका सेवन एक दो महीने तक करने से इस तकलीफ से आराम मिल जाता है।

खुजली एवं घाव (Itching and sore)

यह समस्या मौसम के बदलने से कभी-कभी देखी जाती है।जैसे बरसात के दिनों में खुजली एवं घाव की समस्या अधिकतर होती है । इसके लिए निम्नलिखित घरेलू उपचार बड़े ही लाभदायक है।
1 नीम के पत्तों को छाया में सुखाकर रख ले उन सूखे हुए पत्तों का चूर्ण बना ले।
सूखे हुए नीम के पत्तों का चूर्ण - 50 ग्राम
सूखे हुए आवाले का चूर्ण - 50 ग्राम

इस प्रकार दोनों का मिश्रण तैयार कर एक डब्बे में रख दें। प्रातः कल सुबह खाली पेट में एक चम्मच यह चूर्ण हल्के गुनगुने पानी के साथ खाने से चर्म रोग से संबंधित अनेक रोग में बहुत ही लाभकारी परिणाम देखे गए हैं। यदि रोग गंभीर है तो इसका सेवन लंबी अवधि तक करीब 3 महीने तक कर सकते हैं। यदि रोग नया है तो एक दो सप्ताह में ही रोग ठीक हो जाता है। यह एक बहुत ही लाभकारी उपचार क्रिया है।

10. चर्म रोग के लिए तेल बनाना-

नारियल का तेल - 200 ग्राम

नीम की ताजी पत्तियां - 50 ग्राम

इन दोनों ही सामग्री को एक पतीले में रखकर गैस के ऊपर गर्म करें। थोड़ी देर के बाद यह पत्ता उसमें बिलकुल अच्छी तरह पक जाएंगे और तेल का रंग हल्का हरा रंग हो जाएगा और पत्तों का हरापन समाप्त हो जाएगा। अब उसे उतार कर नीचे रख दें और ठंडा होने के बाद उसे छान कर एक बोतल में भरकर रख दें।

किसी भी प्रकार के चर्म रोग में इस तेल की मालिश में बहुत आराम होता है। यह तेल त्वचा संबंधी किसी भी विकार में बहुत ही लाभकारी है।

11. नीम के पत्ते का सेवन –

त्वचा संबंधी किसी भी प्रकार के रोग के लिए नीम के पत्ते का सेवन गुणकारी होता है। प्रातः काल खाली पेट में नीम के मुलायम पत्तों को चबाकर खाने से त्वचा के रोग में बहुत लाभ मिलता है। एक बार में तीन से चार पत्तियों का सेवन करना चाहिए।

एक सप्ताह से अधिक नीम के पत्ते नहीं खाने चाहिए। नीम के पत्तों का अधिक सेवन हानिकारक भी हो सकता है। इसलिए अल्प मात्रा में अल्प समय तक ही इसका सेवन करना चाहिए।

12. गिलोय का सेवन

गिलोय एक बहुत ही गुणकारी जड़ी बूटी है। इसका सेवन विभिन्न प्रकार के रोगों से छुटकारा दिलाता है। गिलोय के डंठल का रस निकालकर प्रातः काल खाली पेट में इसका सेवन स्वास्थ्य के लिए बहुत ही लाभकारी

है। बाजार में गिलोय का रस बना बनाया भी मिलता है जिसे प्रातः काल सेवन किया जा सकता है।

13. जख्म के लिए तेल-
    सरसों का तेल - 50 ग्राम
    हल्दी का चूर्ण - एक चौथाई चम्मच

इन दोनों ही सामग्री को एक छोटे से कटोरे में रखकर गैस के ऊपर गर्म करें जब या लाल रंग का हो जाए तो इसे उतार कर सहन करने योग्य गर्म रहने पर जख्म वाले स्थान पर कुछ देर तक लगातार डालते रहने से जख्म में लाभ पहुंचता है।

दिन में एक दो बार ऐसा करने से एक सप्ताह में जख्म ठीक हो जाता है। इस प्रकार यह उपाय बहुत ही लाभकारी है।

14. नीम के पत्तों का उबटन-

त्वचा के लिए नीम की पत्तियों से बनाया गया उबटन बहुत ही लाभकारी होता है। नीम के 10 ताजे पत्ते को पीस ले तथा उसमें एक चम्मच मुल्तानी मिट्टी मिश्रित कर उसे त्वचा पर उबटन की तरह लगाने से बहुत ही लाभदायक परिणाम देखने को मिला है।

15. त्वचा में खुजली या अन्य किसी प्रकार की विकृति आने से उसके ऊपर गेंदा के फूल के हरी पत्तियां के रस को लगाने से बहुत अधिक लाभ देखा गया है।

इस प्रकार त्वचा की समस्याओं के लिए ऊपर लिखे गए घरेलू उपाय व्यावहारिक रूप से लाभकारी देखे गए हैं।

थकान एवं पैरों में सूजन (Fatigue and swelling in feet)

व्यक्ति बहुत अधिक काम करने के बाद थक जाता है तथा शारीरिक पीड़ा महसूस करने लगता है। ऐसी स्थिति में वह किसी औषधि की आवश्यकता महसूस करता है। इसी प्रकार लंबी यात्रा के बाद कभी-कभी व्यक्ति के

पैरों में सूजन आ जाता है ऐसी स्थिति में घरेलू उपचार बहुत ही लाभकारी होते हैं। निम्नलिखित घरेलू उपाय किए जा सकते हैं-

1. गर्म पानी का उपाय-

एक बाल्टी में गर्म पानी रख ले उसमें थोड़ी सी नमक रख दें तथा पैरों को घुटने तक उस बाल्टी के पानी में डुबोकर 10 से 15 मिनट तक रखें उसके बाद पैरों को बाहर कर सूखे तौलिए से अच्छी तरह से सुखा ले। इसके बाद सरसों का तेल हल्का गुनगुना करके पैरों में मालिश करें इससे थकान दूर होगी तथा यदि पैरों में सूजन हो गया हो तो वह भी कम होगा। गर्म पानी का यह प्रयोग बहुत ही लाभकारी है

2. गर्म किया हुआ दूध का प्रयोग-

बहुत अधिक थकान होने पर 200 ग्राम दूध में दो तेज पत्ता तथा एक चौथाई चम्मच हल्दी डालकर उसे उबालकर इसका सेवन करने से थकान में बहुत राहत मिलता है। व्यक्ति शरीर में शक्ति महसूस करता है।

थकान की स्थिति में बिछावन पर सीधी अवस्था में सो करके दोनों पैरों के नीचे यदि तकिया लगा कर रखा जाए तो बहुत आराम मिलता है।

उल्टी होना (Vomiting) कभी किसी कारण से उल्टियां होनी शुरू हो जाती है, जिस कारण से व्यक्ति स्वयं को कमजोर महसूस करता है तथा अस्वस्थ हो जाता है। उल्टी होने के अनेक कारण होते हैं।
जैसे-

1. ठंड लगने की वजह से
2. भोजन में किसी प्रकार की गड़बड़ी होने से
3. ज्वर की अवस्था में या अमाशय संबंधी कोई गंभीर बीमारी की अवस्था में भी उल्टी होती है।

उल्टी होने का कारण कोई भी हो तुरंत उसके लिए उपाय करना बहुत आवश्यक है ।क्योंकि शरीर से पानी की बहुत अधिक मात्रा निकल जाती है। यदि कोई गंभीर बीमारी हो जिसके कारण उल्टी हो रही है तो चिकित्सक की तुरंत सलाह लेनी चाहिए। लेकिन यदि ठंड लगने से या

सामान्य किसी कारण से उल्टी हो रही हो तो घरेलू उपाय बहुत ही लाभकारी होते हैं।

कुछ सामान्य घरेलू उपाय निम्नलिखित है-

a. बड़ी इलायची से उपाय

दो बड़ी इलायची ले ले उसके बीज निकालकर उसे तवे के ऊपर रख कर गैस पर डालकर के इलायची के दाने को भून लिया जाए। उसके बाद उस दाने का चूर्ण बना ले । अब इस चूर्ण को आधे कप पानी में डालकर थोड़ी देर छोड़ दें 15 से 20 मिनट तक छोड़ने के बाद उसे पानी को एक-एक चम्मच करके धीरे धीरे रोगी को पिलाने से उल्टियां बंद हो जाएगी।

b. उल्टी की समस्या को रोकने में प्याज से उपाय

एक प्याज को काट ले । उन कटे हुए टुकड़ों को पीसकर उसका रस निकाल लिया जाए। आधे कप पानी में उस प्याज के रस को मिश्रित कर एक-एक चम्मच करके रोगी को पिलाने से उल्टी होना बंद हो जाता है।

c. छोटी इलायची का चूर्ण

एक छोटी इलायची ले उसका चूर्ण बना लिया जाए। आधे कप पानी में इलायची के चूर्ण को डालकर 15 मिनट के लिए छोड़ दें। इस पानी को एक-एक चम्मच करके पिलाने से उल्टी होना बंद हो जाती है।

वायु का विकार(Gastric trouble)

वर्तमान समय के जीवन शैली में वायु के विकार की समस्या बहुत बढ़ती जा रही है। बहुत अधिक समय तक बैठकर काम करना तथा जंक फूड खाना वायु के विकार की समस्या का सबसे बड़ा कारण है। वायु के विकार से व्यक्ति की पाचन संबंधी शक्ति कमजोर होती है। इसलिए इसकी चिकित्सा परम आवश्यक है।

इसके लिए कुछ घरेलू उपाय बहुत ही लाभकारी देखे गए हैं जिनका वर्णन निम्न है-

1. प्रातः काल हल्का गुनगुना पानी में थोड़ी सी नींबू का रस आधा चम्मच चीनी तथा चुटकी भर नमक मिश्रित कर उसका सेवन करने से लाभदायक परिणाम देखे गए हैं।
2. नींबू के छिलके से उपाय एक नींबू जिसका रस निचोड़ जा चुका है उस छिलके को डेढ़ कप पानी में डालकर गैस के ऊपर रखकर उसे उबाले जब वह एक कप हो जाए तो उसे उतार कर उसमें स्वाद अनुसार काला नमक मिश्रित कर दें। इस पानी का दिन में 1 से 2 बार सेवन करने से वायु के विकार की समस्या समाप्त होती है।
3. पाचन के लिए चूर्ण- वायु के विकार की समस्या पाचन संबंधी विकार के कारण भी होती है। इसलिए इस समस्या के लिए घर में चूर्ण बनाकर इसका सेवन करने से बहुत लाभ देखा गया है। बनाने की विधि निम्न है-
   - सौंफ - 50 ग्राम
   - अजवाइन - 50 ग्राम
   - सोंठ का चूर्ण - 50 ग्राम
   - जीरा - 50 ग्राम
   - साबुत धनिया- 50 ग्राम

अजवाइन जीरा साबुत धनिया एवं सौंफ इन सभी को एक कराही में डालकर गैस के ऊपर डालकर गुलाबी होने तक भून ले । अब इन सभी सामग्री को सोठ के चूर्ण के साथ मिश्रितकर मिक्सी में पीस ले। अब इस पिसे हुए मिश्रण में थोड़ी सी काला नमक तथा थोड़ी सी सेंधा नमक अपने स्वाद के अनुसार मिश्रित कर दें। इस मिश्रण को एक डब्बे में भरकर रख दें। दिन में दो बार एक चम्मच हल्के गुनगुने पानी के साथ सेवन करने से बहुत ही लाभकारी परिणाम देखे गए हैं।

मधुमेह (Diabetes)

मधुमेह एक ऐसी बीमारी है जिसका रोगी स्वास्थ्य संबंधी अनेक कठिनाइयों से गुजरता है। इसके आरंभिक समय में ही यदि घरेलू उपचार या आयुर्वेदिक चिकित्सा की जाए तो बड़े ही लाभकारी परिणाम देखे गए हैं। मैंने एक अनुभूत घरेलू उपचार बहुत ही गुणकारी पाया है जिसका वर्णन निम्नलिखित है-

1. मेथी के दाने का चूर्ण - 50 ग्राम
सूखे हुए कड़ी पत्ता का चूर्ण - 25 ग्राम
सूखे हुए तुलसी के पत्ता का चूर्ण - 10 ग्राम
सूखे हुए नीम के पत्ते का चूर्ण - 5 ग्राम

इन सभी सामग्री को मिश्रित कर एक डब्बे में रख ले। प्रातः काल एक चम्मच इस चूर्ण को खाकर सादा पानी पीने से मधुमेह की समस्या में बहुत ही गुणकारी परिणाम देखे गए हैं।

2. अदरक का टुकड़ा - 1 इंच के बराबर
दालचीनी का टुकड़ा- 1 इंच के बराबर

इन दोनों ही सामग्री को डेढ़ कप पानी में डालकर उबालने के लिए गैस पर डाल दें ।उबालने के पश्चात जब यह एक कप हो जाए तो इसे उतरकर थोड़ा ठंडा कर ले। सुबह शाम इस प्रकार के पानी का सेवन मधुमेह के रोगी को बहुत लाभ पहुंचता है।

सर्वप्रथम इसका एक बार सेवन करें यदि लाभकारी परिणाम हो तो इसकी पुनरावृत्ति करें। हर व्यक्ति के स्वास्थ्य की अपनी विशेषता होती है इसलिए प्रत्येक दवा प्रत्येक व्यक्ति के लिए समान रूप से लाभकारी हो यह आवश्यक नहीं है।

स्मृति दोष (Amnesia)

बढ़ती उम्र के साथ स्मृति दोष की समस्या बहुत ही प्रचलित है। वृद्धावस्था में शरीर के तंतुओं की शक्ति कम हो जाती है इसलिए मस्तिष्क के स्मरण शक्ति केंद्र की भी शक्ति कम हो जाती है। इसके अतिरिक्त स्मृति दोष के अन्य भी कई कारण है।

जैसे-

बहुत लंबे समय तक किसी रोग से ग्रस्त रहना, किसी आकस्मिक दुर्घटना में सर में चोट लग जाना एवं यदि कोई व्यक्ति नशे का शिकार हो जाता है तो ऐसी अवस्था में भी उसमें स्मृति दोष आती है। यदि कोई गंभीर

कारण से स्मृति दोष हो तो तुरंत ही चिकित्सक से सलाह लेनी चाहिए। लेकिन यदि सामान्य स्वरूप में बढ़ती उम्र के साथ स्मृति दोष होता है। कुछ घरेलू उपचार बहुत ही गुणकारी देखे गए हैं। उनमें कुछ निम्न है-

1. बादाम का सेवन

रात्रि के समय पांच या साथ बादाम एक बर्तन में पानी डालकर उसमें भिगो दें। प्रातः काल उस बादाम का छिलका उतार कर उसे पीस ले फिर उसे पिसे हुए बादाम को एक कप दूध में डालकर उबाल लें। इस प्रकार से इस उबले हुए दूध का सेवन करने से स्मरण शक्ति अच्छी होती है।

2. अखरोट का सेवन

अखरोट की आकृति व्यक्ति के मस्तिष्क के सेरेब्रल कोरटेक्स के जैसी होती है। अखरोट अंजीर किशमिश इन सभी के चार-चार टुकड़े प्रतिदिन प्रात काल यदि सेवन किया जाए तो स्मरण शक्ति तीव्र होती है।

3. जीरा के चूर्ण का सेवन

दो चम्मच शहद में एक चम्मच जीरा के चूर्ण को मिश्रित कर यदि प्रातः काल इसका सेवन किया जाता है तो स्मरण शक्ति अच्छी होती है।

4. एक सेब का प्रतिदिन सेवन

करना स्वास्थ्य के लिए बहुत ही गुणकारी है यह शरीर के तंतुओं को सुदृढ़ करता है और स्मरण शक्ति भी अच्छी होती है।

इन सभी उपायों के अतिरिक्त भोजन में हरी सब्जियों का उपयोग किया जाना साथ ही भोजन में सलाद एवं दही का उपयोग स्वास्थ्य के लिए बहुत ही लाभकारी है। यह व्यक्ति के रोग निरोधी क्षमता को सुदृढ़ करता है साथ ही मानसिक रूप से भी व्यक्ति को स्वस्थ रखता है।

रक्त की कमी(Anemia)

कभी-कभी व्यक्ति के शरीर में रक्त की कमी हो जाती है। इसके अनेक कारण होते हैं।

जैसे -

- कुपोषण (Malnutrition)
- लंबी अवधि से बीमार रहना

- वृद्धावस्था
- कोई आंतरिक शारीरिक विकार

कारण कोई भी हो शरीर में रक्त की कमी जीवन के लिए चुनौती बन जाती है। इसके लिए एक संतुलित आहार साथ ही चिकित्सक की सलाह भी बहुत आवश्यक है । कुछ घरेलू उपचार के द्वारा भी बहुत ही लाभकारी परिणाम देखे गए हैं।
उनमें निम्नलिखित उल्लेखनीय है-

चुकंदर (Beet root)

चुकंदर एक बहुत ही गुणकारी सब्जी है। इसमें पर्याप्त मात्रा में खनिज पदार्थ पाए जाते हैं जैसे आयरन, पोटेशियम, प्रोटीन, विटामिन आदि। इसका सेवन विभिन्न प्रकार से किया जा सकता है ।जैसे चुकंदर को टुकड़े में काटकर इसे उबालकर खाया जाए।

चुकंदर के छोटे-छोटे टुकड़े करके इसमें काली मिर्च एवं जीरा के चूर्ण को डालकर इसका सूप बनाकर इसका सेवन करना। चुकंदर को कच्चा काटकर सलाद में डालकर खाना। चुकंदर को काटकर उसमें पानी मिश्रित करके उसे पीसकर उसका जूस निकाल कर सेवन करना
चुकंदर को छोटे-छोटे टुकड़े में काट ले फिर उसे थोड़ी सी पानी देकर उबाल ले। इस उबले हुए चुकंदर में थोड़ी सी दही मिलाकर इसका रायता बनाकर के इसका सेवन करना भी स्वास्थ्य के लिए बहुत लाभकारी है।

चुकंदर को टुकड़े में काटकर उसे मिक्सी में पीस ले फिर इसे आटे में या बेसन में मिलाकर इसकी रोटियां सेक ले यह भी स्वास्थ्य के लिए बहुत ही गुणकारी होता है। इस प्रकार चुकंदर किसी भी तरह से सेवन किया जाए शरीर में रक्त की कमी को दूर करने में बहुत ही लाभकारी होता है।

शहद (Honey)

शहद एक बहुत ही गुणकारी पदार्थ है। प्रतिदिन प्रात काल एक चम्मच शहद का सेवन व्यक्ति के शरीर की रोग निरोधी क्षमता को बढ़ाता है तथा स्वस्थ रखता है।

शहद का सेवन अस्थमा के रोगी के लिए बहुत ही लाभकारी है
200 मिलीलीटर दूध में दो चम्मच शहद डालकर पीने से शरीर की कमजोरी दूर होती है शक्ति वर्धक होता है।

एक गिलास गुनगुने पानी में एक चम्मच शहद तथा एक चम्मच अदरक का रस मिश्रित कर पीने से मोटापे की समस्या दूर होती है। शहद रक्त की कमी वाले रोगी के लिए बहुत ही गुणकारी है ,क्योंकि इसमें शक्ति वर्धक तत्व पाए जाते हैं।

सूप का उपयोग

शरीर में रक्त की कमी की अवस्था में सूप पीना बहुत ही लाभकारी होता है यह सूप निम्न प्रकार से बनाया जा सकता है-

- गाजर 50 ग्राम
- पालक का साग 50 ग्राम
- सौंफ के दाने एक चम्मच
- पानी में भिगोए हुए सोयाबीन के दाने एक चम्मच
- जीरा के दाने- एक चम्मच

इन सभी सामग्री को एक साथ पानी के साथ उबाल लेना चाहिए। उबालने के पश्चात इसे मिक्सी में पीस ले। इस पिसी हुई सामग्री को छानकर उसमें स्वाद अनुसार नमक मिश्रित कर इसका सेवन करने से शरीर को शक्ति प्राप्त होती है तथा रक्त की कमी की समस्या भी दूर होती है।
आलू बुखारा का सेवन रक्त की कमी को दूर करता है।

पीलिया (Jaundice)

यह एक ऐसी बीमारी है जो शरीर के लिवर को बहुत प्रभावित करती है। इस बीमारी में घरेलू उपचार अप्रत्याशित रूप से लाभकारी होते हैं। इन घरेलू उपचार में निम्नलिखित बहुत ही लाभदायक है-

1. सूखे हुए आवले का रस

सूखे हुए आवले का पांच टुकड़ा लेकर 200 मिलीलीटर पानी में रात्रि के समय भिगो दें। प्रातः काल उसे छानकर उसमें दो चम्मच चीनी मिश्रित कर रोगी को पिलाने से बहुत ही लाभकारी परिणाम देखे गए हैं।

2. मूली का रस

पीलिया के रोगी के लिए मूली का रस बहुत ही गुणकारी है। एक या दो मूली को लेकर उसे पीसकर एक कप रस निकालने के पश्चात। इस रस में दो चम्मच चीनी मिश्रित कर रोगी को पिलाने से बहुत ही लाभकारी परिणाम प्राप्त होता है।

3. कच्चा पपीता

a. कच्चा पपीता लीवर के लिए बहुत ही गुणकारी है इस।का सेवन दो प्रकार से किया जा सकता है कच्चा पपीता को कद्दूकस करके उसमें नमक तथा भुना हुआ धनिया, जीरा पाउडर मिश्रित कर रोगी को खाने के लिए दें। यह बहुत लाभकारी होता है।.
b. कच्चा पपीता को छोटे-छोटे टुकड़े में काटकर उस में नमक डालकर उबाल दे इस उबले हुए पपीता में थोड़ी सी भूनी हुई जीरा का चूर्ण चार चम्मच दही तथा स्वाद अनुसार नमक मिश्रित कर रोगी को खाने के लिए दें यह लीवर के लिए बहुत ही गुणकारी है।

4. भूमि आंवला-

यह एक बहुत ही गुणकारी पौधा है। पीलिया के रोगी के लिए यह वरदान है। इसके पत्ते बहुत छोटे-छोटे होते हैं। इस पौधे का पत्तों के रस निकाल ले । एक कप पानी में एक चम्मच रस डालकर उसमें स्वाद अनुसार नमक मिला लें तथा रोगी को पीने के लिए दें यह बहुत ही गुणकारी दवा है।

5. गन्ने का रस

प्रतिदिन 200 मिली लीटर गन्ना का रस यदि रोगी को दिया जाए तो बहुत ही शीघ्रता से रोगी स्वस्थ होने लगता है। क्योंकि यह रस लीवर के लिए बहुत लाभकारी है।

6. कच्चे नारियल का पानी

पीलिया के रोगी के लिए कच्चे नारियल का पानी का सेवन बहुत ही गुणकारी होता है।

7. पीता के पेड़ का दूध

यदि पपीता के पेड़ का दूध निकाल कर उसमें चीनी मिश्रित कर प्रतिदिन एक चम्मच रोगी को दिया जाए तो बहुत ही लाभदायक परिणाम देखे जाते हैं ।

यह पपीता का दूध प्रतिदिन ताजा निकलना होता है, और रोगी को तुरंत ही पिलाना होता है। इस दूध को पहले से निकाल कर नहीं रखा जा सकता है। चम्मच में एक चम्मच निकालकर दूध ला करके और उसमें थोड़ी सी चीनी मिलाएं तथा तुरंत ही रोगी को पिला दे।

कोलाइटिस(Colitis)

यह रोग व्यक्ति के शरीर के आमाशय से संबंधित है। यह बहुत ही घातक रोग है। लेकिन इसका घरेलू उपचार बहुत ही प्रभावशाली होता है।

निम्नलिखित घरेलू उपचार के गुणकारी परिणाम देखे गए हैं-

1. पके हुए केले का सेवन बहुत ही लाभदायक होता है।
2. छाछ का सेवन इस बीमारी में बहुत ही लाभकारी होता है
3. कच्चे नारियल का पानी भी बहुत लाभदायक होता है
4. सेव का रस कोलाइटिस के रोगी के लिए बहुत गुणकारी होता है
5. व्हीटग्रास जूस (गेहूं के जवारे का रस) का सेवन रोगी के लिए बहुत लाभदायक होता है।
6. गाजर का सूप का सेवन भी बहुत लाभकारी होता है।

रोगी को निम्नलिखित भोज्य पदार्थ का सेवन नहीं करना चाहिए –

1. दूध का सेवन नहीं करना चाहिए ।
2. किसी भी प्रकार के खट्टे फल का सेवन नहीं करना चाहिए।
3. उस तरह का कोई भी भोजन नहीं करने चाहिए जिससे वायु के विकार की समस्या हो।

इसके अतिरिक्त कोलाइटिस के रोगी को बहुत ही कम मात्रा में भोजन करना चाहिए। तथा भोजन को बहुत ही चबा चबाकर करना चाहिए। रोगी की अवस्था के अनुकूल चिकित्सक की सलाह अवश्य लेनी चाहिए।

भूख नहीं लगना (Anorexia)

भूख नहीं लगने की शिकायत व्यक्ति तब करता है, जब उसकी शारीरिक अवस्था असामान्य रहती है। अर्थात किसी प्रकार की पाचन संबंधी समस्या होती है। और यह समस्या व्यक्ति को अस्वस्थ कर देता है। इस भूख नहीं लगने के कई कारण होते हैं।

जैसे-

किसी प्रकार का तनाव रहना, किसी प्रकार की पाचन संबंधी विकृति होना या स्वास्थ्य संबंधी अन्य कोई विकार होना।

समस्या जो भी हो इसका परिणाम स्वास्थ्य पर हमेशा ही बड़ा ही हानिकारक पड़ता है। इसलिए इसका उपचार बहुत आवश्यक है। भूख नहीं लगने की समस्या का उपचार घरेलू उपाय के द्वारा भी बहुत ही लाभकारी देखा गया है ।

निम्नलिखित उपाय किए जा सकते हैं-

1. धनिया का चूर्ण - एक चम्मच

अदरक का टुकड़ा - 1 इंच के बराबर
अदरक के टुकड़े को बिल्कुल छोटा-छोटा काटकर एक पतीले में रखें फिर इसमें धनिया के चूर्ण को मिश्रित करें इसके पश्चात उसमें डेढ़ कप पानी डालकर इसे उबालने के लिए गैस के ऊपर चढ़ा दें । जब यह पानी एक कप रह जाए तो इसका सेवन करें। इस बात का ध्यान रखें कि यह पानी या तो गुनगुना हो या फिर ठंडा हो। इसे पीने से भूख बढ़ता है।

2. नारंगी के रस का सेवन भूख को बढ़ाता है
3. अदरक के रस में नींबू डालकर इसका सेवन करने से भूख बढ़ती है
4. सेव का सेवन स्वास्थ्य के लिए बहुत ही गुणकारी है।

मोटापा (Obesity)

मोटापा एक ऐसी समस्या है जो स्वयं में कोई बीमारी नहीं है लेकिन वह कई बीमारियों का कारण बन जाता है। जैसे मोटापा के कारण पैरों में दर्द

होना तथा अन्य कोई बीमारी जैसे रक्तचाप एवं हृदय के रोग की भी संभावना बढ़ जाती है। मोटापा कभी-कभी थायराइड की गड़बड़ी के कारण भी होता है । जिस किसी कारण से मोटापा आता है वह व्यक्ति के लिए एक समस्या होती है।

इसके निराकरण के लिए अनेक उपाय किए जाते हैं ।

जैसे- व्यायाम करना, अपने दैनिक जीवन के आहार में परिवर्तन लाना आदि।

यहां पर कुछ घरेलू उपाय वर्णित किया जा रहे हैं जो निम्न है-

1. एक बर्तन में एक गिलास पानी डालें उसमें 1 इंच अदरक के टुकड़े को छोटा-छोटा उसमें डालकर उबाल कर रखें। उबाल लेने के पश्चात जब यह गुनगुना हो जाए तब इसमें दो चम्मच नींबू का रस एवं एक चम्मच शहद मिलकर इसका सेवन करने से बहुत ही लाभकारी परिणाम देखे गए हैं। इसका सेवन प्रात काल खाली पेट में किया जाना चाहिए ।
2. सप्ताह में एक दिन निराहार रहकर नींबू पानी का सेवन करने से मोटापा में शीघ्र लाभ देखा गया है।
3. मोटापा कम करने के लिए अल्प मात्रा में संतुलित एवं पौष्टिक भोजन करना चाहिए।
4. भोजन में सलाद और दाल की मात्रा अधिक होनी चाहिए साथ ही अंकुरित अनाज का सेवन भी बहुत गुणकारी होता है ।
5. भोजन की थाली में कार्बोहाइड्रेट की मात्रा कम होनी चाहिए।

इस प्रकार कुछ सामान्य उपाय मोटापा कम करने के लिए गुणकारी देखे गए हैं यदि इन उपायों का कोई प्रभाव नहीं पड़ता है तो चिकित्सक एवं डाइटिशियन के पास अवश्य ही जाना चाहिए ।

कैंसर(Cancer)

कैंसर इतनी भयानक बीमारी है यह व्यक्ति को मृत्यु के दरवाजे तक ले जाती है। प्रत्येक चिकित्सा पद्धति ने इस बीमारी पर नियंत्रण करने के शोध कार्य किए हैं और कुछ सफलता भी मिली है। यदि आरंभिक समय में उचित चिकित्सा मिल जाती है तो रोगी स्वस्थ हो जाता है। लेकिन प्रयास यह करना चाहिए कि ऐसी भयानक रोग की स्थिति ही ना आए । इसके

लिए एक उचित जीवन शैली अपनाना चाहिए। जिससे शरीर में रोग निरोधी क्षमता सुद्दढ़ हो।

इस बीमारी से बचने के लिए यथासंभव कुछ घरेलू उपाय का वर्णन है जो निम्न है-

1. प्रतिदिन प्रात काल खाली पेट में लहसुन की दो कलियां(Two cloves of garlic) चबाकर खाने से व्यक्ति की रोग निरोधी क्षमता बढ़ती है और इस बीमारी से बचाव की संभावना रहती है।
2. एक ऐसी घरेलू चीज जिसे सौंफ कहते हैं उसकी विशेषता है कि वह कैंसर के कीटाणु को फैलने से रोकता है इसलिए इसका प्रतिदिन सेवन गुणकारी है।
3. नींबू के छिलके जिनका रस निचोड़ कर निकाला जा चुका है उसे उबालकर पीने से भी बहुत लाभदायक परिणाम देखे गए हैं।
4. नींबू के छिलके को सुखाकर उसका चूर्ण बनाकर रख ले। प्रतिदिन प्रातः काल इस छिलके के चूर्ण का एक चम्मच की मात्रा में पानी के साथ सेवन करना बहुत ही लाभकारी होता है।

कोलेस्ट्रॉल (Cholesterol)

स्वास्थ्य संबंधी समस्याओं में कोलेस्ट्रॉल की समस्या भी बहुत ही चिंताजनक समस्या है। कोलेस्ट्रॉल की मात्रा अधिक होने से हृदय संबंधी समस्याएं आती है।
शरीर में खराब कोलेस्ट्रॉल के बढ़ने से निम्नलिखित कुछ परेशानियां आती है-

- थकान अधिक होती है।
- पैरों में दर्द होता है।
- तथा कई बार सीने में भी दर्द देखा गया है।

कोलेस्ट्रॉल की समस्या से बचाव के लिए कुछ घरेलू उपाय भी किया जा सकते हैं जो निम्न है –

1. अलसी (Flex seeds) को भून कर प्रतिदिन एक चम्मच इसका सेवन किया जाए तो कोलेस्ट्रॉल की समस्या में बहुत लाभ देखा गया है।

2. हरा धनिया का ड्रिंक
   हरा धनिया का पत्ता - 10 ग्राम
   छोटे आकार का खीरा - का आधा टुकड़ा
   सेव (apple) आधा टुकड़ा

इन सभी सामग्री को पानी डालकर मिक्सी में चला ले फिर इस मिश्रण को छानकर इसमें स्वाद के अनुसार नमक मिलकर तथा दो चम्मच नींबू का रस मिलाकर के पीने से कोलेस्ट्रॉल में लाभ देखा गया है।

3. अंकुरित अनाज का सेवन कोलेस्ट्रॉल की समस्या के लिए बहुत लाभकारी है ।
4. सलाद का सेवन कोलेस्ट्रॉल के लिए बहुत ही लाभकारी है।
5. प्रतिदिन प्रात काल खाली पेट में कच्चे लहसुन की दो कलियां का सेवन करने से कोलेस्ट्रॉल की समस्या में बहुत लाभ मिलता है ।
6. प्रतिदिन दिन में एक बार नींबू पानी का सेवन करना कोलेस्ट्रॉल के लिए बहुत गुणकारी होता है।

इसके अतिरिक्त कुछ ड्राई फ्रूट्स जैसे अखरोट खजूर आदि का सेवन भी लाभकारी है।

भोजन में ओट्स एवं मोटे अनाज को शामिल करना लाभकारी होता है। वह व्यक्ति जिन्हें कोलेस्ट्रॉल की समस्या है उन्हें अपना वजन कम करने का प्रयास करना चाहिए। तथा जहां तक संभव हो सके ज्यादा एवं पौष्टिक भोजन करना चाहिए अधिक तली एवं भुनी हुई पदार्थ के भोजन से बचना चाहिए । चोट लगने के कारण खून का बहना कभी-कभी चोट लगने के कारण खून बाहर निकल आता है उस समय व्यक्ति के पास तत्काल कोई संसाधन नहीं रहने पर घरेलू उपचार बहुत लाभकारी होता है।

चोट लगने पर खून बहने पर उसे रोकने के घरेलू उपाय-

यदि चोट लग जाए और खून निकलने लगे तो उसे रोकने के लिए तत्काल उपलब्ध घरेलू उपाय में एक बहुत ही मुख्य है गेंदा के फूल(Marigold flower) के पौधे की हरी पत्तियां को मसल कर उसका रस खून बहने वाले स्थान पर लगाने से खून निकलना बंद हो जाता है। तथा सुखना भी आसान हो जाता है।

कहीं पर भी चोट लगने से यह उपाय बहुत ही लाभकारी देखा गया है। गेंदा के फूल एवं पत्तियों में एंटीसेप्टिक एवं एंटी इन्फ्लेमेटरी गुण है। इसलिए यह चोट की जगह में बहुत आराम पहुंचता है।

जल जाना (Burn)

कहीं पर भी जल जाए तो एलोवेरा के रस को लगाने से बहुत जल्दी आराम होता है। फफोले नहीं आते हैं। तथा त्वचा पर कोई दाग भी नहीं पड़ता है। कहीं पर भी जल जाने पर एलोवेरा एक बहुत ही लाभकारी उपाय है।

यह सभी उपाय आकस्मिक अवस्था में किया जाने वाला तात्कालिक उपाय है। यदि स्थिति गंभीर हो तो तुरंत ही अस्पताल जाना चाहिए क्योंकि समस्या विकट होने से पहले बचाव होना जरूरी है। मेरा सुझाव है की स्वस्थ रहने के लिए हमेशा ही प्राथमिक से लेकर विस्तृत रूप तक की चिकित्सा की जानी चाहिए।

घरेलू औषधि(Home medicine)

यहां घरेलू औषधि का तात्पर्य है कि वे सामग्री जो हमारे घर में उपलब्ध होते हैं, उनके औषधीय गुण क्या है?

घर में उपलब्ध अनेकों ऐसे पौधे हैं पत्तियां हैं फूल हैं तथा अन्य खाद्य पदार्थ हैं जो हमें स्वस्थ रखने में हमारे लिए बहुत ही गुणकारी हैं। यहां उनमें से कुछ चीजों का वर्णन निम्न रूप में है-

तुलसी (Tulsi)

1. तुलसी का पौधा सामान्य रूप से हर घर में पाया जाता है। यह पौधा औषधि गुणकारी विशेषता से भरपूर है। इसका प्रयोग विविध रूप में किया जाता है एवं स्वास्थ्य संबंधी अनेकों समस्याओं में बहुत ही गुणकारी होता है इसके प्रयोग इस प्रकार हैं-

तुलसी के पत्ते का रस - दो चम्मच
शहद - एक चम्मच

दोनों ही सामग्री को मिश्रित कर उसका प्रातः काल एवं सायं काल सेवन करने से सर्दी खांसी में बहुत आराम होता है।

2. तुलसी के पत्ते का रस मुंहासे के ऊपर लगाने से भी बहुत लाभ प्राप्त होता है।

3. तुलसी की 10 पत्तियां
   अदरक का टुकड़ा आधे इंच के बराबर का
   लॉन्ग तीन
   तेज पत्ता- दो पत्ते एवं
   काली मिर्च के चार दाने

इन सभी सामग्री को डेढ़ कप पानी में डालकर उबाल लिया जाए। फिर इस उबले हुए पानी को छानकर गरम गरम चाय की तरह पीने से सर्दी खांसी बुखार में बहुत लाभदायक परिणाम देखे गए हैं ।

4. तुलसी की पत्तियां - पांच पत्तियां
   नीम के पौधे की - पांच पत्तियां

इन दोनों ही पत्तियों को प्रातः काल खाली पेट में चबा कर खाया जाए तो चर्म रोग में बहुत लाभकारी परिणाम देखे जाते हैं ।

5. तुलसी के 10 पत्तियों को पीस ले उसमें थोड़ी सी मुल्तानी मिट्टी तथा एक चुटकी हल्दी इन सब का एक तरल मिश्रण बना ले । इस मिश्रण को खुजली वाली जगह में लगाने से बहुत लाभ मिलता है।

नींबू (Lemon)

नींबू एक बहुत ही बड़ी प्राकृतिक उपहार है। सरलता से उपलब्ध होने वाला छोटा सा नींबू अपार गुणकारी विशेषता से भरपूर है।
इसके औषधीय गुण निम्नलिखित है-

1. नींबू के रस को बालों में लगाने से बाल का झड़ना बंद हो जाता है तथा बाल में रूसी की समस्या भी नहीं रहती है।
2. नींबू के रस में थोड़ी सी मलाई मिश्रित कर रात्रि में सोने से पहले चेहरे पर इसकी मालिश कर ले तथा प्रातः काल उठकर चेहरे को धो लें। ऐसा प्रयोग करने से चेहरे की त्वचा मुलायम होती है । साथ ही चेहरे पर दाग एवं जाई नहीं रह जाती है।
3. नींबू के बीज को पीसकर उसमें नींबू का रस एक चम्मच तथा प्याज का रस एक चम्मच मिश्रित कर उसे सर में बाल के जड़ में लगाने से बाल का झड़ना बंद हो जाता है तथा गंजापन की भी समस्या दूर होती है।
4. आधे कप गुनगुना पानी में आधा चम्मच लहसुन का तथा एक चम्मच नींबू का रस मिलाकर पीने से कमर के दर्द में आराम मिलता है ।
5. नींबू का रस एक चम्मच ले , एवं उसे 100 ग्राम उबले हुए कच्चे पपीते में मिश्रित करें तथा उसके ऊपर स्वाद अनुसार नमक डालकर इसका सेवन करने से पाचन संबंधी समस्या दूर होती है ।

6. नींबू के छिलके को सुखाकर उसका चूर्ण बना ले। उल्टी होने की स्थिति में आधा चम्मच इस छिलके के चूर्ण को एक चम्मच शहद के साथ सेवन करने से उल्टी में लाभ प्राप्त होता है।
7. अदरक 50 ग्राम ,
   अदरक के छोटे-छोटे टुकड़े में काट ले इन टुकड़ों में
   एक चम्मच अजवाइन का चूर्ण,
   एक चम्मच सौंफ का चूर्ण,
   आधा चम्मच जीरा का चूर्ण एवं
   नमक स्वाद के अनुसार

मिश्रित कर ले फिर इन सामग्रियों के ऊपर आधा कप नींबू का रस डालकर अच्छी तरह मिश्रित कर उसे धूप में सुखा कर रख ले । इस सूखे हुए अदरक को चूसने से मुंह का स्वाद अच्छा होता है तथा पाचन शक्ति अच्छी होती है। कोई बीमार व्यक्ति जिसके मुंह का स्वाद बिगड़ गया हो भूख नहीं लगती हो ऐसी स्थिति में इसका सेवन रोगी के लिए बहुत ही गुणकारी होता है।

8. एक चम्मच नींबू के रस में एक चम्मच शहद मिलाकर उसे मुंह के अंदर आए हुए छाले वाली जगह में लगाने से बहुत लाभ होता है ।

9. एक गिलास पानी में दो चम्मच नींबू का रस
   एक चम्मच जीरा का चूर्ण
   एक चौथाई चम्मच सौंफ का चूर्ण तथा
   स्वाद अनुसार नमक मिश्रित कर इसे पीने से पेट दर्द में बहुत लाभ पहुंचता है।

10. नींबू के सूखे छिलके का चूर्ण आधा चम्मच लेकर उसमें एक बूंद सरसों का तेल मिश्रित कर दांतों पर मालिश करने से पायरिया की शिकायत नहीं होती है।

11. नींबू का रस दो चम्मच
    मैदा एक चम्मच
    हल्दी का चूर्ण चुटकी भर
    शहद आधा चम्मच

इन सभी सामग्री को मिश्रित कर एक घोल तैयार कर ले इसका लेप चेहरे पर लगाने से त्वचा मुलायम होती है तथा दाग धब्बे मिट जाते हैं।

सौंफ (Aniseed)

यह अनेकों औषधिय विशेषताओं से पूर्ण है । निम्नलिखित गुण इसमें पाए जाते हैं-

1. एक चम्मच सौंफ एक गिलास पानी में डालकर उसे उबालकर प्रातः काल खाली पेट इसका सेवन करने से मोटापा दूर होता है।
2. सौंफ में पोटेशियम की मात्रा पर्याप्त होती है इसलिए इसके सेवन से रक्तचाप (Blood pressure) सामान्य रहता इसमें विटामिन की मात्रा भी भरपूर पाई जाती है इसलिए यह स्वास्थ्य के लिए बहुत ही गुणकारी होता है।
3. सौंफ के दाने 50 ग्राम
   धनिया का बीज 50 ग्राम

इन दोनों ही सामग्री को मिश्रित कर उसका चूर्ण बना ले। प्रतिदिन प्रात काल इस का एक चम्मच सेवन करना आंखों के लिए बहुत लाभकारी है।

4. सौंफ का चूर्ण एक चम्मच एवं दही एक चम्मच दोनों ही सामग्री को मिश्रित कर उसका लेप चेहरे पर लगाने से चेहरे की त्वचा बहुत ही मुलायम एवं स्वच्छ रहती है।
5. भोजन के बाद एक चम्मच सौंफ का सेवन करना स्वास्थ्य के लिए बहुत ही गुणकारी है।

पुदीना(Mint)

पुदीना एक ऐसी पत्तेदार जड़ी बूटी है जिसका उपयोग कई प्रकार के शारीरिक विकारोंमें बहुत ही लाभदायक होता है ।

1. पुदीना का रस पेट के दर्द में एवं उल्टी होने में उपयोग किया जाना बहुत ही लाभकारी होता है ।
2. दो चम्मच पुदीना के रस में एक चम्मच चीनी मिलाकर पीने से गर्मी के दिनों में लू लगने की समस्या नहीं होती है।

3. पुदीने का प्रयोग चटनी के रूप में निरंतर किए जाने से व्यक्ति की रोग निरोधी क्षमता बढ़ती है
4. पुदीना का कच्चे आम के साथ शर्बत बनाकर इसका सेवन करने से गर्मी के दिनों में स्वास्थ्य के लिए बहुत लाभकारी होता है।

पान का पत्ता (Betel leaf)

भारत में पान के पत्ते का प्रयोग प्राचीन काल से ही किया जा रहा है आयुर्वेद के महर्षि चरक एवं सुश्रुत ने अपने ग्रंथ में इसकी बहुत अधिक उपयोगिता वर्णित की है ।

पान के सेवन से पेट में शरीर के विषैला तत्वों को समाप्त करने का लाभ होता है ।

1. भोजन के पश्चात पान का सेवन स्वास्थ्य के लिए बहुत हितकर होता है।
2. पान के पत्ते को उसके डंठल के साथ पीसकर एवं उसका रस निकालकर एक छोटे बर्तन में रखकर उसे गैस पर गर्म कर लें इस रस में दो चम्मच शहद मिश्रित करके इसका सेवन करने से सर्दी खांसी और बुखार में बहुत आराम होता है।
3. पान के पत्ता में लौंग डालकर उसे चूसने से गले की खराश ठीक होती है ।

दालचीनी(Cinnamon)

दालचीनी भारत में खाना बनाने में प्रयोग किया जाने वाला एक बहुत ही लोकप्रिय औषधि है। यह सिर्फ स्वाद ही बढ़ाने का काम नहीं करता है बल्कि व्यक्ति को स्वस्थ भी रखता है। अनेक प्रकार के रोगों में इसका औषधि के रूप में प्रयोग किया जाता है। आयुर्वेदिक औषधि में यह बहुत ही लोकप्रिय है।

दालचीनी के गुण निम्न प्रकार के हैं-

1. आधे चम्मच दालचीनी पाउडर में एक चम्मच पानी मिश्रित कर उस पेस्ट को ललाट पर लगाने से सिर दर्द में आराम मिलता है।
2. दालचीनी 2 इंच के बराबर के आकार का

काली मिर्च का चूर्ण- आधा चम्मच
छोटी इलायची का चूर्ण- आधा चम्मच
तेज पत्ता- दो टुकड़ा

इन सभी सामग्री को डेढ़ कप पानी में डालकर उबाल लें उबालने के बाद इसे छान कर एक कप में रख ले ।

इस एक कप पानी में स्वाद के अनुसार शहद या गुड मिलाकर इसका सेवन करने से सर्दी खांसी और बदन दर्द में बहुत आराम होता है ।

3. दालचीनी को पीसकर उसका लेप कील मुंहासे के ऊपर लगाने से बहुत लाभ प्राप्त होता है।
4. दालचीनी के चूर्ण को तिल के तेल में डालकर गर्म कर लें फिर उसे तेल को छानकर गरम-गरम रहने पर ही दर्द की जगह में मालिश करने से बहुत लाभ प्राप्त होता है ।
5. दालचीनी का चूर्ण प्रातः काल आधा चम्मच खाकर गर्म पानी पीने से शरीर की रोग निरोधी क्षमता बढ़ती है।
6. दालचीनी के छोटे से टुकड़े को मुंह के अंदर रखकर चूसने से मिचली नहीं आती है ।

दालचीनी गर्म स्वभाव की औषधि है इसलिए इसका सेवन उचित मात्रा में किया जाना लाभकारी है अधिक सेवन स्वास्थ्य के लिए हानिकारक हो सकता है।

लॉन्ग (Clove)

हमारे देश में लौंग का प्रयोग गरम मसाले के अंतर्गत बहुत किया जाता है। यह एक बहुत ही उपयोगी औषधि है। अनेकों गुणकारी तत्व से भरपूर है ।
यह एक एंटीऑक्सीडेंट है इसलिए इस के अंदर रोग निरोधक क्षमता बढ़ाने की शक्ति होती है ।

1. लॉन्ग के तेल में एक रसायन तत्व पाया जाता है जो दर्द में आराम दिलाता है। इसलिए इस तेल का दो बूंद यदि दांत के ऊपर और मसूड़े पर डाला जाए तो दर्द में आराम मिलता है। साथ ही मसूड़े में किसी प्रकार के संक्रमण से भी बचाव होता है।

2. बहुत अधिक खांसी होता रहे तो वैसी स्थिति में लौंग को मुंह में रखकर उसका रस चूसते रहने से खांसी रुक जाता है ।
3. पांच लौंग को दो चम्मच शुद्ध घी में गर्म कर लें तथा उसे गर्म घी को पी लें और और लौंग को चबाकर खा लेने से खांसी में बहुत आराम होता है।
4. खाना खाने के बाद यदि दो लौंग को चूस जाए तो उसे दांत में कीड़े नहीं लगते हैं।
5. दमा के रोगी के लिए लॉन्ग का सेवन बहुत ही गुणकारी है।
6. लॉन्ग का सेवन कैंसर जैसे भयानक रोग से भी बचाव करता है क्योंकि यह शरीर के खराब बैक्टीरिया का नाश करता है साथ ही शरीर में रोग निरोधी क्षमता की वृद्धि भी करता है।

इस प्रकार लॉन्ग बहुत गुणकारी है लेकिन इसकी मूल प्रकृति गर्म है इसलिए अधिक मात्रा में इसका सेवन हानिकारक हो सकता है।

धनिया(Coriander)

धनिया एक बहुत ही खुशबू वाला एवं गुणकारी पौधा है। उसका पत्ता से लेकर बीज तक बहुत ही उपयोगी है । यह एक बहुत ही अच्छा एंटीऑक्सीडेंट है जो शरीर के विषैला पदार्थ को बाहर निकाल देता है तथा शरीर के रोग निरोधी क्षमता को बढ़ता है। हरा धनिया का बहुत ही अच्छा प्रभाव हमारे तंत्रिका तंत्र एवं स्नायु पर पड़ता है। धनिया शरीर के मेटाबॉलिज्म को भी सही रखना है।

इसके गुण और प्रयोग निम्नलिखित है -

1. एक चम्मच धनिया के बीज को एक कप पानी में रात में भिगोकर रख दें प्रातः काल इस पानी को छानकर पीने से शरीर के विषैला तत्व बाहर हो जाते हैं। तथा वजन कम होता है। प्रातः काल खाली पेट ही इस पानी का सेवन करना चाहिए। इस पानी को पीने से कोलेस्ट्रॉल की भी समस्या दूर होती है।
2. धनिया के बीज को भूनकर उसका चूर्ण बना ले। एक कप गुनगुने पानी के साथ इस धनिया के चूर्ण का सेवन करने से पेट के लिए बहुत लाभदायक होता है। स्वाद के लिए इस पानी में

काला नमक एवं नींबू के रस को मिलकर लिया जा सकता है। यह स्वाद के साथ- साथ पेट के लिए भी गुणकारी होगा।

3. एक चम्मच धनिया का बीज लेकर उसे डेढ़ कप पानी में डालकर उबाल लिया जाए जब वह एक कप हो जाए तो उसे छान कर उसको पीना चाहिए। इस पानी को पीने से मासिक धर्म संबंधी विकार दूर होते हैं।
4. धनिया की हरी पत्तियां 50 ग्राम तथा उसमें एक चम्मच धनिया के बीज को मिश्रित कर पानी के साथ मिक्सी में पीस ले। इस पिसे हुए सामग्री को छान करके पीने से थायराइड की समस्या में बहुत लाभ मिलता है। इस पानी में नमक या नींबू मिलाने की आवश्यकता नहीं होती है।
5. धनिया के बीज को भून कर उसका चूर्ण बना ले फिर उसमें एक चम्मच चीनी एक चम्मच नींबू का रस दोनों को मिश्रित कर इसका सेवन करने से मुंह के बिगड़े स्वाद में लाभ मिलता है।

जीरा (Cumin seeds)

भारत के हर घर में खाना बनाने के लिए जीरा का उपयोग किया जाता है। यह स्वास्थ्य के लिए एक बहुत ही लाभकारी औषधि है। अनेकों बीमारियां जैसे कैंसर, कोलेस्ट्रॉल एवं हृदय रोग आदि से व्यक्ति का बचाव करता है। पाचन शक्ति के लिए भी यह बहुत लाभकारी है।

इसका प्रयोग निम्न प्रकार से किया जाता है-

1. जीरा को सूखा हुआ भूनकर उसका चूर्ण बनाकर रख ले। इस चूर्ण का सेवन छाछ(Buttermilk) में करने से बहुत लाभकारी परिणाम मिलते हैं। जैसे पेट की गर्मी में लाभ पहुंचता है तथा पाचन शक्ति को बढ़ाता है।
2. एक चम्मच भुने हुए जीरा के चूर्ण को एक गिलास गर्म पानी में मिश्रित कर उसमें दो चम्मच नींबू का रस तथा स्वाद के अनुसार नमक मिश्रित कर पीने से खट्टी डकार की समस्या दूर होती है।
3. एक चम्मच साबुत जीरा को एक कप पानी में रात में भिगोकर रख दें प्रातः काल खाली पेट में उस पानी का सेवन करने से मोटापा कम होता है।
4. डायबिटीज के रोगी के लिए जीरा का सेवन बहुत ही लाभकारी होता है।

करी पत्ता (Curry leaves)

करी पत्ता एक खुशबू वाला पत्ता है। हमारे देश के दक्षिणी हिस्से में भोजन बनाने में इसका भरपूर प्रयोग किया जाता है। करी पत्ता में विटामिन, कैल्शियम एवं आयरन बहुत अधिक मात्रा में पाया जाता है।

यह पेट की बीमारी जैसे बदहजमी अपच आदि में बहुत उपयोगी होता है कोलेस्ट्रॉल जैसी समस्या का भी निराकरण इस पत्ते के सेवन से होता है। इस प्रकार कड़ी पत्ता स्वास्थ्य के लिए बहुत ही हितकर है।

इसका उपयोग निम्न प्रकार से किया जाता है-

1. 100 ग्राम कड़ी पत्ता ले उसमें 50 ग्राम पुदीना का पत्ता डालकर एक छोटा टुकड़ा अदरक का तथा दो कली लहसुन आदि सभी सामग्री को एक साथ मिक्सी में डालकर उसकी चटनी बनाकर रखें। फिर उस पिसे हुए चटनी में स्वाद के अनुसार नमक तथा चार चम्मच नींबू का रस मिश्रित कर इसका सेवन करने से पेट संबंधी अनेकों विकार में बहुत लाभ पहुंचता है।
2. कड़ी पत्ता- 20 ग्राम
   आवले का चूर्ण- 10 ग्राम
   नारियल का तेल का तेल 500 ग्राम

इन सभी सामग्री को गैस के ऊपर डाल करके गर्म करना है। जब करी पत्ता का रंग काला हो जाए तो इस तेल को उतार कर नीचे कर देना है। ठंडा होने पर इसे छान कर एक बोतल में रख दें। इस तेल को बालों में लगाने से बाल का झड़ना बंद हो जाता है तथा समय से पहले बाल पकने की समस्या भी नहीं होती है।

3. प्रतिदिन प्रात काल पांच करी के पत्ते का सेवन यदि खाली पेट में किया जाए तो मधुमेह के रोगी के लिए यह बहुत ही लाभकारी होता है। इसके अतिरिक्त बुरे कोलेस्ट्रॉल भी कम होते हैं।
4. 5 से 7 कड़ी पत्ता को छोटे-छोटे टुकड़े में काटकर इसे छाछ में मिश्रित कर इसका सेवन करने से स्वास्थ्य के लिए बहुत ही गुणकारी होता है। इसके सेवन से पेट की समस्या नहीं रहती है।तथा शरीर में रोग निरोधी क्षमता भी बढ़ती है।
5. करी पत्ता का रस निकालकर इस ताजा रस को यदि बाल में लगाया जाए तो बाल घने लंबे और चमकीले होते हैं।

मेथी (Fenugreek)

मेथी में पर्याप्त मात्रा में आयरन, फास्फोरस, कैल्शियम(Iron phosphorus and calcium) पाया जाता है। भारतीय समाज में यह बहुत ही अधिक मात्रा में हमारे भोजन में प्रयोग किया जाता है। मेथी के सेवन से अनेक बीमारियां जैसे-

- मधुमेह
- मासिक धर्म की विकृति
- लीवर संबंधी समस्या
- शरीर में दर्द की समस्या

अर्थराइटिस आदि रोगों मैं बहुत लाभ पहुंचता है। मेथी के प्रयोग निम्न प्रकार से किए जाते हैं –

1. एक चम्मच मेथी का दाना
   चार चम्मच गेहूं

इन दोनों ही को रात्रि में पानी में भिगोकर रख दें प्रातः काल उस पानी को छान ले उसमें आधा चम्मच नींबू का रस तथा आधा चम्मच सोंठ का चूर्ण मिश्रित कर तथा तीन चम्मच शहद उसने मिलाकर पीने से स्वास्थ्य के लिए बहुत ही गुणकारी होता है।

यह मेथी दाना एवं गेहूं जो बच जाता है उसे अंकुरित होने के लिए रख दें। जब यह अंकुरित हो जाए तो नमक मिलाकर इसका सेवन करना बहुत ही पौष्टिक होता है। इसमें पोषक तत्व बहुत होते हैं। इसलिए यह स्वास्थ्य के लिए बहुत लाभदायक होता है।

2. मेथी के पत्ते के रोटी या मेथी का पत्ता डालकर उसकी सब्जी बनाएं तो यह बहुत ही पौष्टिक भोजन होता है।
3. आधे चम्मच मेथी के दाने को डेढ़ कप पानी में उबालने के लिए रख दें जब यह एक कप हो जाए तब इसे छानकर चाय की तरह पीने से सांसों से संबंधित समस्या दूर होती है।
4. एक चम्मच मेथी दाने के चूर्ण को 50 ग्राम दही में डालकर साथ ही उसमें एक चम्मच बेसन डालकर इसका एक मिश्रण तैयार कर ले इस मिश्रण को बालों के जड़ में लगाकर आधे घंटे के लिए छोड़ दें। उसके पश्चात अच्छी तरह से बाल को धो लें। इस

उपाय को करने से बाल की अनेकों समस्याएं जैसे बाल का झरना बाल में रूसी का होना तथा सर में खुजली होना आदि से बचाव होता है।

5. प्रसव (Delivery) के पश्चात मेथी के दाने में अन्य मेवा को मिलाकर उसे पीस ले तथा उसका लड्डू बनाकर इसका सेवन करने से यह बहुत ही स्वास्थ्य वर्धक रहता है ।
6. मेथी का प्रयोग शरीर में गांठ बनने से रोकता है।
7. अर्थराइटिस एवं डायबिटीज के रोगी के लिए मेथी एक बहुत ही महत्वपूर्ण औषधि है।

इस प्रकार मेथी के अनेक गुण है तथा यह बहुत ही लाभकारी औषधि है। लेकिन इसका मूल स्वभाव गरम प्रकृति का है इसलिए इसका सेवन बहुत अधिक मात्रा में नहीं करना चाहिए। विशेष कर गर्मी के दिनों में इसका सेवन वर्जित है।

अधिक मात्रा में यदि मेथी का सेवन किया जाए तो यह पाचन क्रिया को बाधित करता है। इसलिए व्यक्ति को अपने स्वास्थ्य एवं अपनी बीमारी को देखते हुए मेथी का सेवन उचित मात्रा में करना लाभदायक होगा।

लहसुन(Garlic)

लहसुन में पोटेशियम, मैग्नीशियम एवं फास्फोरस जैसे खनिज पर्याप्त मात्रा में पाए जाते हैं। इसमें थाइमिंन भी बहुतायत से पाया जाता है। यह शरीर के खराब कोलेस्ट्रॉल को समाप्त कर शक्ति प्रदान करता है।

मस्तिष्क के स्नायु को पोषण देता है जिसके फलस्वरूप अल्जाइमर तथा भूलने की अन्य बीमारी से बचाव होता है।शरीर के केंद्रीय तंत्रिका तंत्र पर इसका बहुत ही लाभदायक प्रभाव पड़ता है। शरीर की स्नायु को सशक्त करता है। जिससे उच्च स्तरीय मानसिक प्रक्रिया बहुत ही सुचारू रूप से होती है।

इस प्रकार लहसुन व्यक्ति को मानसिक और शारीरिक दोनों ही रूप में स्वस्थ रखने में लाभदायक होता है।

लहसुन का प्रयोग निम्न प्रकार से किया जाता है –

1. प्रातः काल खाली पेट में लहसुन की दो कलियां खाने से अस्थमा, मधुमेह, अर्थराइटिस, साइटिका एवं खांसी के रोग में अद्भुत लाभ मिलता है। लहसुन व्यक्ति को कैंसर से भी बचाता है। इस प्रकार यह अपार औषधि गुणकारी विशेषता से भरा हुआ है।
2. लहसुन की चार कलियां को आधा चम्मच हल्दी के पाउडर साथ उबालकर पीने से सायटिका एवं ठंड के कारण होने वाले दर्द में बहुत ही आराम मिलता है।
3. लहसुन की दो कलियों को सादे पानी में उबालकर प्रातः काल चाय की तरह पीने से शरीर का वजन घटता है तथा कोलेस्ट्रॉल की भी समस्या दूर होती है।
4. लहसुन की तीन कलियों को सरसों के तेल में उबालकर रख ले। उस तेल को हल्का गुनगुना कर मालिश करने से शरीर के दर्द में बहुत आराम मिलता है। विशेष कर साइटिका के रोगी के लिए यह बहुत ही लाभकारी होता है।

लहसुन बहुत ही लाभदायक है लेकिन यह बहुत ही गर्म प्रकृति का है । इसलिए गर्मी के दिनों में लहसुन का सेवन कम करना चाहिए। बहुत अधिक मात्रा में लहसुन का सेवन हानिकारक भी हो सकता है।

अदरक(Ginger)

अदरक विभिन्न गुणकारी तत्वों से भरपूर है । इसका उपयोग भोजन से लेकर औषधि तक के लिए किया जाता है। यह एक बहुत ही अच्छा एंटीऑक्सीडेंट है। व्यक्ति के शरीर की रोग निरोधी क्षमता को बढ़ाता है। तथा शरीर को स्वस्थ रखता है।

डायबिटीज के रोगी के लिए इसका उपयोग बहुत ही लाभकारी है। इसका उपयोग कैंसर की भी संभावना से रोकता है। विविध प्रकार से इसको प्रयोग में लाया जाता हैं।
उनमें से कुछ निम्न है-

1. अदरक का टुकड़ा डेढ़ इंच के बराबर लेकर उसे अच्छी तरह पीस ले फिर इस पिसे हुए अदरक को गर्म कर ले। इसके पश्चात उसमें दो चम्मच शहद मिश्रित कर इसका सेवन करने से सर्दी खांसी में बहुत लाभदायक होता है।

2. 1 इंच के बराबर के आकार का अदरक का टुकड़ा लेकर उसे छोटे-छोटे टुकड़े में काट ले। अब इस टुकड़े को पानी में डालकर उबाल ले इस उबले हुए पानी में स्वाद के अनुसार नमक मिलाकर इसका सेवन करने से यह पाचन क्रिया के लिए बहुत ही लाभकारी होता है।
3. सूखे हुए अदरक के पाउडर में थोड़े से नींबू का रस मिलाकर उसे दांतों एवं मसूड़े पर मालिश करने से दर्द में बहुत आराम मिलता है तथा यह दांतों के लिए लाभकारी भी है।

इस प्रकार अदरक के अनेकों उपयोग हैं एवं लाभ हैं। लेकिन यह एक गर्म प्रकृति का औषधि है इसलिए इसका उपयोग बहुत अधिक करना हानिकारक भी हो सकता है। विशेष कर गर्मी के दिनों में इसका उपयोग कम करना चाहिए।

आंवला (Amla)

बहुत ही प्राचीन काल से विविध रूपों में प्रयोग किया जाने वाला यह एक दिव्य रसायन है। इसमें विटामिन ए एवं सी भरपूर मात्रा में पाई जाती है। इसका प्रयोग आंखों की रोशनी के लिए भी बहुत हितकारी है। इसमें आयरन एवं कैल्शियम भी पर्याप्त मात्रा में पाया जाता है इसलिए यह व्यक्ति को स्वस्थ रखता है तथा रोग निरोधी क्षमता की भी वृद्धि करता है। इसका प्रयोग कई रूपों में किया जाता है।
उनमें से निम्नलिखित यहां पर वर्णित है-

1. आंवला के चार टुकड़े एवं धनिया का बीज आधा चम्मच रात में एक कप पानी में भिगोने के लिए रख दें प्रातः काल उसे पानी को छानकर इसका सेवन करने से पेशाब में होने वाले जलन की समस्या दूर होती है।

साथ ही इस आंवला और धनिया के बचे हुए भाग को पीसकर उसमें नमक मिलाकर चटनी की तरह इसका सेवन करना बहुत ही लाभदायक होता है।

2. कच्चे आंवला को उबालकर उसके बीज को निकाल कर हटा दें फिर उसे उबले हुए आंवाला को घी में भूनकर उसमें चीनी मिश्रित कर आंवाला पाक बना ले । प्रतिदिन इस पाक का एक चम्मच सेवन करना स्वास्थ्य के लिए बहुत लाभदायक होता है।

3. बहुत अधिक खांसी आ रहा हो वैसी स्थिति में आंवला का एक टुकड़ा मुंह में रखकर चूसते रहने से खांसी नहीं आता है।
4. सूखे हुए आंवाला के चार-पांच टुकड़े को एक कप पानी में रात में भीगने के लिए रख दें प्रातः काल उसे पानी को छानकर उसमें दो चम्मच चीनी मिलाकर पीने से पीलिया के रोग में अद्भुत लाभ मिलता है।
5. कच्चे आंवला के रस को बाल में लगाने से बाल के पकने की समस्या दूर होती है । अर्थात बाल सफेद नहीं होता है।
6. मधुमेह के रोगी के लिए आंवाला का सेवन बहुत ही लाभकारी होता है ।

इस प्रकार यह एक दिव्य रसायन है लेकिन वायु विकार के रोगियों के लिए या बहुत लाभकारी नहीं है। इसलिए इसका उपयोग अपने स्वास्थ्य की स्थिति को देखते हुए ही करना चाहिए।

नीम (Neem)

नीम का पेड़ औषधि गुणवत्ता से भरपूर होता है। नीम का पत्ता विविध रोग में चमत्कारी लाभ देता है। यह एक बहुत ही अच्छा रक्त शोधक है। चर्म रोग से चिकित्सा में इसका बहुत अधिक उपयोग किया जाता है। यह शरीर के विषैला तत्व को समाप्त करता है ।

इसके विविध प्रकार के प्रयोग में से कुछ उपाय यहां वर्णित है-

1. नीम के पेड़ में आने वाले नए पत्तों को यदि प्रातः काल खाली पेट में सेवन किया जाए तो चर्म रोग में बहुत लाभ मिलता है तथा शरीर की रोग निरोधी क्षमता बढ़ती है।
2. नीम के पत्तों को उबालकर उसे पानी से स्नान करने से त्वचा संबंधी अनेक समस्याओं का समाधान होता है।
3. सूखी हुई नीम की पत्तियां एवं सूखे हुए आवले का चूर्ण दोनों को बराबर मात्रा में मिलाकर प्रतिदिन प्रात काल एक चम्मच इसका सेवन यदि खाली पेट में किया जाए तो चर्म रोग संबंधी अनेक बीमारियां दूर होती है।
4. नीम के पत्तों का सेवन मधुमेह के रोगियों के लिए बहुत ही लाभकारी है।

5. नीम के पत्तों को पानी में उबालकर उसे पानी से घर की सफाई करने से घर में शुद्धता आती है, तथा कीटाणुओं का नाश होता है।

नीम के पत्ते बहुत लाभकारी हैं किंतु इसके कड़वे स्वरूप के कारण इसका उपयोग सीमित मात्रा में करना उचित होगा ।अनावश्यक इसका उपयोग कभी नहीं करना चाहिए।

जायफल (Jaiphal)

भारत देश में इसका उपयोग गरम मसाले में तथा औषधीय रूप में किया जाता है। यह एक खुशबूदार फल है। इसकी विशेषताएं बहुत अधिक है। इसमें पर्याप्त मात्रा में पोटेशियम, मैग्नीशियम एवं आयरन पाया जाता है। इसके सेवन से नींद बहुत अच्छी आती है।

इसकी प्रकृति गर्म होने के कारण सर्दी खांसी में बहुत लाभकारी होता है। इसका उपयोग विविध प्रकार से किया जाता है उनमें से कुछ तरीके

यहां वर्णित किया जा रहे हैं-

1. सरसों के तेल में इसे घिसकर फिर उस मिश्रण को अर्थात उसे तेल को दर्द की जगह में मालिश करने से बहुत आराम मिलता है। साथ ही जाड़े के दिनों में छोटे बच्चों को यदि इस तेल से मालिश किया जाए तो ठंड से उसका बचाव होता है और सर्दी खांसी नहीं होती है।
2. जायफल के चूर्ण को एक कप दूध में आधे चम्मच की मात्रा में डालकर उबाल कर पीने से सर्दी खांसी में बहुत लाभ मिलता है।

प्याज (Onion)

खाने का कोई भी व्यंजन हो उसके बनाने में प्याज का सबसे ज्यादा महत्व होता है। प्याज जितना स्वाद के लिए आवश्यक है उतना ही स्वास्थ्य के लिए भी आवश्यक है। प्याज में फास्फोरस, कैल्शियम, आयरन पर्याप्त मात्रा में पाया जाता है। प्याज मैं निहित पौष्टिक तत्व व्यक्ति के स्वास्थ्य के लिए बहुत ही गुणकारी है।

इसका प्रयोग अनेकों प्रकार से किया जाता है कुछ औषधीय प्रयोग निम्न प्रकार के हैं-

1. प्याज का रस 10 ग्राम
   पानी आधा लीटर

इन दोनों ही सामग्री को मिश्रित कर उसे उबालकर एक चौथाई लीटर बना ले फिर इस पानी का सेवन करने से पेशाब संबंधी विकार दूर होते हैं।

2. प्याज के रस को सर में लगाने से बाल का झड़ना बंद हो जाता है तथा नए बाल भी उग आते हैं।
3. प्याज का रस दो चम्मच लेकर उसे गर्म कर ले तथा उसे गुनगुना रहने पर उसमें दो चम्मच शहद मिलाकर इसका सेवन करने से सर्दी में बहुत लाभ मिलता है।
4. कच्चे प्याज का सेवन गर्मी के दिनों में करने से लू नहीं लगता है साथ ही कच्चा प्याज कोलेस्ट्रॉल की समस्या के लिए बहुत लाभकारी है।

काली मिर्च(Pepper)

भोजन में उपयोग किया जाने वाला एक बहुत ही महत्वपूर्ण मशाला है। काली मिर्च में औषधीय गुण बहुत हैं। एंटीऑक्सीडेंट से भरपूर होने के कारण स्वास्थ्य के लिए बहुत गुणकारी है। इसके सेवन से स्मरण शक्ति की वृद्धि होती है।

अल्जाइमर, डायबिटीज एवं अस्थमा के रोगी के लिए यह बहुत ही ज्यादा लाभदायक है। इसके सेवन से कोलेस्ट्रॉल की भी समस्या से बचाव होता है। औषधि के रूप में इसका उपयोग विभिन्न प्रकार से किया जाता है । इसके उपयोग के कुछ तरीके निम्न दिए जा रहे हैं-

1. दो चम्मच देसी घी में एक चुटकी के बराबर काली मिर्च का चूर्ण मिश्रित कर उसे गुनगुना कर उसका सेवन करने से सर्दी खांसी में बहुत आराम मिलता है।
2. तुलसी के पत्ते के साथ काली मिर्च के चूर्ण को मिश्रित कर तथा उसमें एक टुकड़ा अदरक का डालकर उबाल ले। इस उबले हुए पानी को छानकर इसे चाय की तरह पीने से जाड़े के दिनों में ठंड से बचाव होता है। सर्दी खांसी नहीं होती है।

काली मिर्च बहुत ही गुणकारी औषधि है लेकिन इसकी प्रकृति गर्म है इसलिए गर्मी के दिनों में इसका प्रयोग बहुत कम करना चाहिए।

इमली (Tamarind)

यह स्वाद में चटपटा रहने के कारण बहुत ही लोकप्रिय है। इसमें सिर्फ स्वाद ही नहीं है बल्कि यह स्वास्थ्यवर्धक भी है जैसे यह एंटीऑक्सीडेंट है तथा खनिज तत्वों से भरपूर है। इसके सेवन से कई बीमारी जैसे हृदय रोग ब्लड प्रेशर आदि में लाभ पहुंचता है यह कोलेस्ट्रॉल की भी समस्या को कम करता है। दक्षिण भारत में इसका उपयोग बहुत अधिक किया जाता है। अपने औषधि गुणवत्ता के कारण इसका प्रयोग कई रूपों में किया जाता है।

जिनमें से कुछ का वर्णन निम्न रूप में है-

1. गर्मी के दिनों में इमली पुदीना को पीसकर गुड़ के साथ इसका शरबत बना कर उसका सेवन करने से धूप में निकलने पर लू नहीं लगता है।
2. एक चम्मच इमली के रस में एक चम्मच बेसन मिश्रित कर इस लेप को चेहरे पर लगाने से दाग धब्बे छूट जाते हैं।

इस प्रकारइमली में अनेक गुण है। लेकिन इसका अधिक मात्रा में सेवन हानिकारक हो सकता है कोई भी वस्तु कितना भी लाभकारी हो लेकिन किसी व्यक्ति को कितना लाभ पहुंचा सकता है, यह उस व्यक्ति के स्वास्थ्य की स्थिति पर निर्भर करता है। इसलिए व्यक्तिगत भिन्नताओं को देखते हुए हमेशा ही यह सलाह दिया जाता है, की सेवन करने से पहले अपने स्वास्थ्य से संबंधित समस्या पर ध्यान दें।

हल्दी (Turmeric)

भारत में हल्दी का उपयोग कई रूपों में किया जाता है-

औषधि के रूप, में शुभ कार्यों में तथा भोजन के व्यंजनों में हर जगह इसकी उपयोगिता है। हल्दी की सबसे बड़ी विशेषता है कि यह एक बहुत बड़ा विषैला तत्वों का नाशक है।

इसलिए यदि कभी कोई कीड़ा काट ले तो उसे स्थान पर हल्दी का लेप लगा देने से ठीक हो जाता है। कहीं सूजन हो गया हो वहां पर गुनगुना

हल्दी का लेप लगाने से आराम मिलता है। कोई भी पुराना जख्म हो उसमें सरसों के तेल के साथ मिश्रित कर गरम-गरम वहां पर लगा देने से जख्म ठीक हो जाता है । यह त्वचा के लिए भी बहुत गुणकारी है। इसके कुछ उपयोग के तरीके नीचे लिखे गए हैं।

1. त्वचा के लिए बनाए जाने वाले उबटन में हल्दी का प्रयोग किया जाता है। बिल्कुल सरल रूप में एक चम्मच चावल के आटे में एक चुटकी हल्दी मिश्रित कर उसमें दो चम्मच दही डालकर इस लेप को चेहरे पर लगाकर आधे घंटे के लिए छोड़ दिया जाए। इसके पश्चात चेहरा को ठंडा पानी से धोने से चेहरे की त्वचा बहुत ही बहुत ही मुलायम और साफ हो जाती है।
2. चार चम्मच सरसों के तेल में आधा चम्मच हल्दी डालकर उसे लाल होने तक पका दें फिर इस गर्म तेल को शरीर के द्वारा सहन करने के लायक तापमान का होने पर उसे जख्म के स्थान पर डालने से बहुत लाभ मिलता है यह क्रिया दिन में 2 से 3 बार करने पर जख्म कितना भी पुराना हो निश्चित रूप से ठीक हो जाता है।
3. हल्दी का चूर्ण - 50 ग्राम
   अदरक का चूर्ण 50 ग्राम
   गुड 100 ग्राम
   शुद्ध घी 100 ग्राम

इन सभी सामग्री को गैस पर पका लिया जाए जब यह पूरी तरह पक जाए एवं इसका खुशबू आने लगे तो उसे उतार कर एक बर्तन में रख दें प्रतिदिन प्रात काल एक चम्मच गर्म दूध के साथ इसका सेवन किया जाए तो सर्दी खांसी में बहुत लाभ मिलता है। सिर्फ तीन दिनों में ही सर्दी खांसी ठीक हो जाता है। यह पकाया हुआ मिश्रण बहुत ही गरम प्रकृति का होता है । इसलिए तीन दिनों से अधिक इसका सेवन नहीं करना चाहिए।

4. आधे चम्मच हल्दी को स्वाद के अनुसार गुड़ के साथ मिश्रित कर उबालकर चाय की तरह पीने से शरीर को शक्ति प्राप्त होती है तथा शरीर की रोग निरोधी क्षमता बढ़ती है।

कलौंजी (Nigella seeds)

यह एक बहुत ही उपयोगी औषधि है, इसमें अमीनो एसिड, आयरन, सोडियम, कैल्शियम एवं पोटेशियम पाया जाता है साथ ही यह एक अच्छा एंटीऑक्सीडेंट है। यह कोलेस्ट्रॉल की समस्या को दूर करता है। यह कैंसर से भी बचाव करता है। कलौंजी बालों के लिए भी बहुत गुणकारी है।
इसके कुछ प्रमुख उपयोग निम्न है –

1. कलौंजी का हलवा शरीर को शक्ति प्रदान करता है।
2. एक डब्बे में नारियल के तेल में कलौंजी मिश्रित कर रख दें। फिर उस तेल को बालों में लगाने से बालमें चमक तथा समय से पहले सफेद होने से ही बचाव होता है।
3. कलौंजी का प्रयोग भोजन के विविध व्यंजन में करने से यह स्वास्थ्यवर्धक होता है।

अजवाइन (Carom seeds)

भारत में अजवाइन का उपयोग बड़ा ही लोकप्रिय है। खाने के व्यंजन से लेकर औषधि तक में इसका उपयोग किया जाता है। इसमें एंटीबैक्टीरियल गुण पाए जाते हैं। अजवाइन मुख्य रूप से पाचन तंत्र के लिए बहुत ही लाभकारी है।

कोलेस्ट्रॉल के लिए भी यह बहुत लाभदायक है। सर्दी खांसी में भी अजवाइन का उपयोग बहुत लाभप्रद होता है। इसके सेवन के कुछ उपाय निम्न प्रकार के हैं-

1. डेढ़ कप पानी में एक चम्मच अजवाइन डालकर उसे उबाल ले। इस उबले हुए पानी को छान कर रख ले। इस प्रकार इस पानी का सेवन पेट के लिए बहुत ही गुणकारी होता है।
2. दो चम्मच अजवाइन तथा एक चम्मच नमक मिश्रित कर उसे एक सूती कपड़े में डालकर पोटली बना ले। फिर उसे पोटली को गर्म करके सुजन वाले स्थान पर सेंक लगाने से सूजन में कमी आती है और व्यक्ति को लाभ मिलता है।

अजवाइन के प्रयोग से न केवल स्वाद बढ़ता है बल्कि यह स्वास्थ्यवर्धक भी होता है ।

तिल (Sesame)

भारत में तिल का उपयोग विविध प्रकार से किया जाता है। यह पूजन से लेकर व्यंजन तक के लिए उपयोगी एवं लोकप्रिय है। तिल दो प्रकार का होता है सफेद और काला ,स्वास्थ्य के लिए दोनों ही गुणकारी है।। तिल में प्रोटीन, कैल्शियम तथा विटामिन भरपूर मात्रा में पाए जाते हैं। । यह एक अच्छा एंटीऑक्सीडेंट भी है।

इसके सेवन से शरीर में रोग के संक्रमण होने से बचाव होता है। शरीर की रोग निरोधी क्षमता बढ़ती है। इसके कुछ उपयोग निम्न प्रकार से हैं-

1. किसी व्यंजन के बनाने में तिल का उपयोग करने से न सिर्फ उसका स्वाद बढ़ता है बल्कि यह स्वास्थ्य के लिए भी बहुत लाभदायक होता है।
2. तिल को भून कर रख ले तथा प्रतिदिन एक चम्मच इसका सेवन भोजन के पश्चात करने से कोलेस्ट्रॉल की समस्या दूर होती है।
3. तिल के तेल की मालिश से दर्द में बहुत आराम मिलता है ।
4. तिल गर्म प्रकृति का होने के कारण जाड़े में इसका उपयोग ज्यादा किया जाता है।

गर्मी में तिल का उपयोग कम किया जाता है । गर्मी के दिनों में तिल को भिगोकर पुदीना के पत्ते के साथ उसकी चटनी पीसकर उसका सेवन करने से बहुत ही लाभदायक होता है।

इस प्रकार घरेलू उपचार एवं घरेलू औषधि की विशेषताओं के जितने भी वर्णित उपयोगिता है, वह व्यवहारिक आधार पर किया गया है। सही मात्रा में तथा सही मौसम में इसका उपयोग निश्चित रूप से लाभकारी होता है। उपयोग के नियम के अनुकूल यदि इसका सेवन किया जाए तो यह अमूल्य निधि के रूप में हमें उपलब्ध होता है।

इस बात का सदा ही ध्यान रखना चाहिए कि प्रत्येक व्यक्ति की शारीरिक अवस्था अपने आप में विशेष होती है। कोई भी व्यक्ति जो किसी पुराने रोग से ग्रस्त हो या किसी चिकित्सा पद्धति का अनुसरण कर रहा हो वह सोच समझकर अपने चिकित्सक की राय लेकर ही इनका उपयोग करें। क्योंकि किसी भी क्षेत्र की औषधि के उपयोग में सावधानियां आवश्यक है।

" स्वस्थ जीवन के लिए सावधानी और जानकारी दोनों ही आवश्यक है।"

प्रकृति स्वयं एक औषधि है(Nature itself is a medicine)

यह मानव शरीर पांच तत्वों से बना है। इन पांचो तत्वों की जब संतुलित स्थिति रहती है ,तब व्यक्ति का स्वास्थ्य बिल्कुल सामान्य रहता है। किंतु जब इन पांचो तत्वों के बीच किसी प्रकार की असंतुलन की स्थिति आती है, तो यह शरीर किसी व्याधि से ग्रस्त हो जाता है।

शरीर की आंतरिक संरचना की यह एक बहुत बड़ी विशेषता है, की यथासंभव किसी प्रकार के असंतुलन को यह स्वयं ही संतुलन में लाना चाहता है। जिसके फलस्वरूप थोड़ी बहुत परेशानियों के बाद शरीर बिल्कुल स्वस्थ हो जाता है। लेकिन कभी-कभी शरीर के पोषक तत्वों में ऐसी कमी आती है कि उसके लिए बाहर से क्षतिपूर्ति करने की आवश्यकता होती है।

वे पांच तत्व जिन से शरीर निर्मित है यह सारे तत्व बाहरी वातावरण में उपस्थित हैं। और यह हमारे शरीर को प्रभावित करते हैं। बाहरी वातावरण में उपलब्ध यह तत्व किसी औषधि से कम नहीं है। इन सभी तत्वों को एक-एक कर हम देख सकते हैं कि हमारे लिए कितना स्वास्थ्यवर्धक है, यह हमें स्पष्ट रूप से प्रतीत होता है ।

उनकी विशेषताओं का वर्णन निम्न प्रकार से है-

स्वच्छ वायु –

स्वस्थ जीवन के लिए स्वच्छ वायु का क्या महत्व है, यह आज के वातावरण में स्पष्ट है। कई शहर प्रदूषण से इतना भरा हुआ है कि व्यक्ति अनजाने में अनेकों रोगों का शिकार हो रहा है। हमारे जीवन का पर्याय ही है स्वच्छ वायु, यदि इसकी कमी हो जाए तो किस किस प्रकार की बीमारियों का शिकार होना होगा इसका वर्णन करना कठिन है। इसलिए यह आवश्यक है कि व्यक्ति स्वच्छ वायु का सेवन करने का प्रयास करें।

प्रातः कालीन वायु में प्रदूषण की मात्रा कम होती है तथा ऑक्सीजन की मात्रा पर्याप्त होती है।

इसलिए प्रातः काल शुद्ध हवा में खुली जगह में टहलना स्वास्थ्य के लिए बहुत लाभदायक होता है। नेत्र के लिए भी यह बहुत लाभकारी होता है प्रातः काल को अमृत वेला कहा गया है। यह शरीर और मनोस्थिति दोनों ही के लिए बहुत लाभकारी है।

कई ऐसे उदाहरण देखे गए हैं कि व्यक्ति किसी स्थान पर लंबे समय तक रहने के बाद यदि अस्वस्थ हो जाता है, तो चिकित्सकों के द्वारा यह सलाह दिया जाता है कि वह कुछ दिन के लिए अपना स्थान बदल ले दूसरे जगह जाने से वातावरण में परिवर्तन आता है और वहां के वायु के अंतर से व्यक्ति के स्वास्थ्य पर उसका प्रभाव पड़ता है। व्यक्ति स्वयं को अपेक्षाकृत ज्यादा स्वस्थ महसूस करने लगता है।

जल (Water)

जल व्यक्ति के जीवन शक्ति का स्रोत है। शरीर में जल के बिना इसके तंत्रिका तंत्र की क्रियाशीलता असंभव है । जल केवल शरीर के संचालन के लिए ही नहीं बल्कि चिकित्सा के लिए भी उपयोग किया जाता है।

उदाहरण के लिए –

यदि कहीं पर चोट लग जाती है और रक्त बाहर निकल आता है, तो ऐसी स्थिति में उसे स्थान पर लगातार पानी डालने से रक्त का बहना रुक जाता है। बुखार आने पर ठंडे पानी की पट्टी माथे पर देने से बुखार उतरता है। कहीं पर सूजन एवं दर्द रहने से गर्म पानी से सेंक लगाने में आराम मिलता है। इस प्रकार पानी व्यक्ति के जीवन का आधारभूत तत्व है।

चिकित्सा के लिए पानी का विविध रूपों में प्रयोग किया जाता है जैसे प्रातः काल नींद से उठने के पश्चात व्यक्ति यदि गुनगुना पानी का सेवन करता है, तो उसका पेट साफ होता है। और उसकी पाचन शक्ति बढ़ती है। शरीर के विषैला तत्व आसानी से बाहर निकल जाते हैं और व्यक्ति स्वस्थ रहता है।

आयुर्वेद में पानी के द्वारा अनेक चिकित्सा संबंधी क्रिया किए जाते हैं।

जैसे- कुंजल ,जल नेति , शंख प्रक्षालन आदि।

जल ठंडा, हो गर्म हो या सामान्य हो इन सभी रूपों में चिकित्सा के विविध उपचार विधि में इनका प्रयोग किया जाता है । पृथ्वी के हर भूभाग के जल की अपनी विशेषता है तथा उस जल में वहां के लोगों के लिए स्वास्थ्यवर्धक तत्व होते हैं। इसलिए जब एक भूभाग से दूसरे भूभाग पर व्यक्ति जाता है तो कभी-कभी किसी व्यक्ति के लिए वह बहुत ही स्वास्थ्यवर्धक वहां का जलवायु होता है, तो किसी के लिए अस्वस्थ होने का कारण बन जाता है।

इस प्रकार जल स्वयं ही एक प्राकृतिक औषधि है जो व्यक्ति को जीवन और स्वास्थ्य प्रदान करता है।

वनस्पति और जलवायु (Vegetation and climate)

व्यक्ति के स्वास्थ्य का संरक्षक उसकी भौगोलिक क्षेत्र एवं वहां की वनस्पति एवं जलवायु होती है। स्वस्थ जीवन के लिए स्थानीय अनाज एवं फल का सेवन हितकारी होता है।

कभी-कभी जब व्यक्ति बीमार पड़ जाता है और तब ऐसी स्थिति में कई बार चिकित्सा विशेषज्ञ के द्वारा सलाह दी जाती है कि वैसे वनस्पति का सेवन करें जो स्थानीय हो और शरीर के लिए स्वास्थ्यवर्धक हो।

प्रत्येक भूभाग में पाया जाने वाला वनस्पति वहां के रहने वाले प्राणी के अनुरूप स्वास्थ्यवर्धक होता है। वनस्पति और जलवायु एक प्राकृतिक औषधि है, जिसका उचित तरीके से प्रयोग करने से व्यक्ति स्वस्थ रहता है।

सूर्य का प्रकाश (Sunlight)

इस पृथ्वी पर ऊर्जा का स्रोत सूर्य है। जीवन प्रदान कारक शक्ति है, प्राकृतिक अग्नि तत्व है।

ऋग्वेद में लिखा है-

"हे जीव: तेरा प्राण विनाश को न प्राप्त हो और तेरा अपान भी कभी ना रुके तेरे शरीर के सांस की क्रिया कभी बंद ना हो। सबका स्वामी सूरज सब का प्रेरक शक्ति तुझे अपनी व्यापक बलशाली किरण से ऊंचा उठा रखें तेरे शरीर को और जीवनी शक्ति को गिरने ना दे ।"

सूर्य की किरणें हमारे शरीर के रोगाणु को नष्ट करती है त्वचा को स्वस्थ रखती है। शरीर के आंतरिक तंतुओ हड्डियों को शुद्धता प्रदान करती है।

हमारे शरीर के विटामिन "डी" की आपूर्ति सूर्य की किरण से ही होती है। इसलिए सूरज की किरण एक बहुत बड़ी प्राकृतिक औषधि है। यह सिर्फ हमारे शरीर के लिए ही गुणकारी नहीं है बल्कि व्यक्ति की मनो स्थिति को भी सक्रियता प्रदान कर उत्साहित रखती है। इसलिए सूर्य के प्रकाश का सेवन स्वास्थ्यवर्धक होता है।

निद्रा (**Sleep**)

निद्रा शरीर की एक स्वाभाविक प्रक्रिया है। हर प्राणी अपने समय से सोता है और एक सामान्य संतुलित नींद के बाद वह जाग कर दैनिक जीवन में क्रियाशील हो जाता है।

यह एक ऐसी प्राकृतिक क्रिया है जिसे कोई व्यक्ति चाह कर भी रोक नहीं सकता है।

निद्रा से शरीर के तंतुओं को ऊर्जा मिलती है, शरीर के वह स्नायु तंत्र जो कमजोर हो जाते हैं, उनका पुनरनवीकरण हो जाता है इसलिए नींद के बाद उठने पर व्यक्ति शरीर में नई ताजगी महसूस करता है।

निद्रा एक प्रकार की होमियोस्टैसिस(Homeostasis) की प्रक्रिया है। अर्थात शरीर किसी भी प्रकार की असामान्य स्थिति में स्वयं ही सामान्य होने की क्रिया करता है । बहुत अधिक शारीरिक एवं मानसिक परिश्रम के कारण शरीर बिल्कुल निष्क्रिय हो जाता है तब उसे नींद आती है। यह नींद पूरे स्नायु मंडल पर इतना प्रभाव डालता है कि वह स्नायु स्वयं ही नई शक्ति को प्राप्त करते हैं।

परिश्रम के कारण विघटित हुए तत्व में नई ऊर्जा का संचार होता है। और व्यक्ति स्वयं को शक्ति से परिपूर्ण महसूस करता है।

इसके विपरीत जब व्यक्ति की नींद पूरी नहीं होती है तो वह शारीरिक और मानसिक रूप से स्वयं को शक्तिहीन समझता है। चिड़चिड़ा रहता है, ना तो उसकी काम करने की क्षमता रह जाती है और ना ही किसी प्रकार के विवेकपूर्ण निर्णय की स्थिति रह जाती है जिसके कारण मानसिक और शारीरिक दोनों ही रूप से वह अस्वस्थ होता है।

इसलिए नींद एक प्राकृतिक औषधि है जो व्यक्ति को शक्ति प्रदान करता है स्वस्थ रखता है तथा परिवेश मेंउसका सामान्य अभियोजन होता है। आयुर्वेद में नींद के बारे में इस प्रकार लिखा गया है –

"रात्रि में ठीक समय पर सोने से शरीर की धातुएं सामान्य अवस्था में रहती है। शरीर का आलस्य दूर होता है। व्यक्ति का पुष्टि, कांति, बल और उत्साह बढ़ता है। शरीर का अग्नि तत्व प्रदीप्त होता है । इसलिए उत्तम स्वास्थ्य के लिए सात्विक निद्रा आवश्यक है"।

गहरी नींद एक प्राकृतिक औषधि है। ऐसा देखा गया है कि रोगी को अधिक समय तक सोने के लिए कहा जाता है, क्योंकि पर्याप्त नींद आने से रोग स्वयं ही समाप्त होने लगता है।

"एक संतुलित मात्रा में नींद स्वास्थ्य वर्धक है।"

लेकिन आवश्यकता से अधिक सोना और असमय में सोना स्वास्थ्य के लिए हानिकारक है।

स्वस्थ रहने के मौलिक नियम (Basic rules for good health)

1. प्रातः काल ब्रह्म मुहूर्त में जागरण करना चाहिए।
2. प्रतिदिन एक निश्चित समय पर सो जाना चाहिए। सोने के समय दिन भर के क्रियाकलाप का मूल्यांकन करते हुए अपनी गलतियों के लिए ईश्वर से क्षमा मांग कर शांत अंतर मन से गहरी नींद की कामना करते हुए सोना चाहिए।
3. सोने के समय से 4 घंटे पूर्व रात्रि का भोजन अवश्य कर लेना चाहिए। अच्छी नींद आने के लिए यह नियम परम आवश्यक है।
4. भोजन करने के पश्चात 15 मिनट तक वज्रासन में अवश्य ही बैठना चाहिए। इससे पाचन प्रणाली अच्छी रहती है एवं वायु के विकार की समस्या नहीं होती है।
5. प्रातः के स्नान का समय भी निश्चित होना चाहिए। इससे शरीर के स्नायु तंत्र संतुलित एवं सक्रिय अवस्था में रहते हैं।
6. प्रातः काल एवं संध्या काल प्रतिदिन ही कम से कम आधे घंटे तक पैदल चलना चाहिए । पैदल चलने से संपूर्ण शरीर में ऊर्जा का संचार होता है एवं पांव की मांसपेशियां सुदृढ़ होती है।
7. आंखों की सुरक्षा के लिए बहुत तेज रोशनी में कभी भी पढ़ाई नहीं करनी चाहिए। बहुत देर तक लगातार पढ़ाई करना भी आंखों की सुरक्षा के लिए हानिकारक है।
8. जाड़े के दिनों में सरसों का तेल गुनगुना करके दो बूंद कान में डालना लाभकारी होता है। यह क्रिया महीने में कम से कम एक बार करनी चाहिए। कान की सुरक्षा के लिए आवश्यक है कि बहुत समय तक मोबाइल में बातें ना करें। इयर फोन का उपयोग कम से कम करें । कान के चारों ओर मालिश करने से कान की श्रवण शक्ति अच्छी रहती है।
9. प्रतिदिन नियम से प्राणायाम एवं योग अवश्य ही करना चाहिए। इससे हृदय संबंधी रोग नहीं होता है, तथा मांसपेशियों में लचीलापन भी बना रहता है। जिससे शरीर स्वस्थ रहता है।
10. मानसिक एवं शारीरिक स्वास्थ्य के लिए एक बहुत ही महत्वपूर्ण नियम है- जिसमें प्रतिदिन आधे घंटे अकेले शांति से मौन की

अवस्था में बैठना चाहिए" संभव हो तो ध्यान भी करना चाहिए। इससे व्यक्ति की आंतरिक चेतना जागृत अवस्था में रहती है। साथ ही बौद्धिक क्षमता भी उत्तम कोटि की होती है।

11. सांस हमेशा ही नाक से लेना चाहिए मुंह से सांस लेना हानिकारक होता है। क्योंकि सांस जब नाक के द्वारा लिया जाता है तो विषैला तत्व अंदर प्रवेश नहीं कर पाते हैं क्योंकि नाक के अंदर जो छोटे-छोटे बाल होते हैं वह सुरक्षा के लिए होते हैं। मुंह से सांस लेने में यह सुरक्षा नहीं होती है। इसलिए अच्छे स्वास्थ्य के लिए हमेशा ही नाक से सांस लेना चाहिए।
12. भोजन के लिए कुछ नियमों का पालन अवश्य करना चाहिए जैसे- समय पर भोजन करना चाहिए तथा भूख लगने पर ही खाना खाना चाहिए। बिना भूख के भोजन करना स्वास्थ्य के लिए हानिकारक है ।
13. भोजन करने के पश्चात आधे घंटे तक पानी नहीं पीना चाहिए। इससे भोजन के पचाने में आसानी होती है।
14. अच्छे स्वास्थ्य के लिए अपने भोजन में हरी सब्जी एवं सलाद का प्रयोग पर्याप्त मात्रा में करना चाहिए।
15. रात्रि के समय में किया जाने वाला भोजन बहुत ही अल्प मात्रा में होना चाहिए क्योंकि दिन भर के थकान के पश्चात शारीरिक शक्ति कम हो जाती है। अच्छे स्वास्थ्य के लिए रात्रि का अल्पाहार बहुत ही लाभदायक होता है।
16. स्वस्थ रहने के लिए प्रतिदिन कच्चे फल एवं अंकुरित अनाज का सेवन अवश्य ही करना चाहिए। अपने आहार के पौष्टिक एवं स्वास्थ्यवर्धक होने के लिए इस बात का ध्यान अवश्य ही रखना चाहिए कि उसमें ऋतु एवं मौसम के अनुसार सब्जी एवं फल होने चाहिए ।
17. प्रतिदिन अल्प मात्रा में सूखे मेवे का सेवन अवश्य करना चाहिए क्योंकि अखरोट, बादाम, खजूर, अंजीर आदि में पर्याप्त मात्रा में पोषक तत्व होते हैं। यह पोषक तत्व हमें स्वस्थ रखते हैं तथा शरीर की रोग निरोधी क्षमता को भी सुदृढ़ करते हैं।
18. बहुत अधिक तली एवं भुनी हुई चीजों का सेवन स्वास्थ्य के लिए हानिकारक होता है इसलिए कम तेल मसाले वाले भोजन किए जाने चाहिए ।

19. दांत की सुरक्षा के लिए आवश्यक है कि भोजन के पश्चात दांतों की सफाई अच्छी तरह की जानी चाहिए।
20. व्यक्ति की शारीरिक ऊर्जा के साथ-साथ मानसिक ऊर्जा का भी। बहुत महत्व है इसलिए- नित्य प्रतिदिन कुछ देर" ज्ञानवर्धक पुस्तक "की भी पढ़ाई करनी चाहिए जिससे व्यक्ति की मनोस्थिति शांत होती है तथा उत्तम कोटि के मानव मूल्यों के गुण का विकास होता है।
21. व्यक्ति को इस बात का ध्यान रखना चाहिए कि उसकी बातों से या व्यवहार से दूसरे को किसी बात की तकलीफ ना हो क्योंकि व्यक्ति जो भी व्यवहार करता है, उसका प्रतिफल व्यक्ति को अवश्य ही मिलता है। इसलिए स्वयं को प्रसन्न चित्र रखने के लिए पहले दूसरों को प्रसन्न रखने का प्रयास करें।
22. एक सप्ताह या 15 दिन में एक दिन फलाहार या नींबू पानी का सेवन अवश्य करना चाहिए इससे शरीर के विषैला तत्व बाहर हो जाते हैं तथा शरीर के रोग निरोधी क्षमता की वृद्धि होती है।
23. सप्ताह में 1 दिन दांतों एवं मसूड़े के ऊपर सरसों तेल जिसमें चुटकी भर नमक मिश्रित हो उसे मालिश अवश्य करनी चाहिए इससे पायरिया की शिकायत नहीं होती है तथा मसूड़े और दांत भी स्वस्थ रहते हैं।
24. गर्मी के मौसम में धूप से आकर तुरंत पानी कभी भी नहीं पीना चाहिए क्योंकि शरीर की आंतरिक ऊर्जा और बाहरी ऊर्जा का अनुपात बराबर का नहीं रहता है। साथ ही पानी का तापमान भी शरीर के तापमान के लिए उचित नहीं रहता है ,जो स्वास्थ्य के लिए हानिकारक हो सकता है।
25. सोने के समय इस बात का ध्यान रखना चाहिए कि कभी भी उत्तर दिशा में सर की स्थिति नहीं रहे।
26. 60 वर्ष की आयु के पश्चात दूध एवं दूध से बने हुए व्यंजनों का सेवन कम करना चाहिए। ऐसा करना पाचन शक्ति के लिए लाभदायक है।
27. वृद्धावस्था में अच्छे शारीरिक और मानसिक स्वास्थ्य के लिए बहुत ही आवश्यक है कि बच्चों के साथ कुछ देर समय बिताया जाए इससे मन की प्रसन्नता बनी रहती है तनाव दूर होता है और व्यक्ति स्वस्थ रहता है।

28. प्रत्येक व्यक्ति को चाहे वह बच्चा हो वयस्क हो या वृद्ध हो हर किसी को अपने उम्र के मित्र मंडली में कुछ देर समय अवश्य बिताना चाहिए इससे मानसिक स्वास्थ्य अच्छा रहता है।
29. जाड़े के दिनों में प्रातः काल शहद का सेवन स्वास्थ्य के लिए बहुत गुणकारी होता है ।
30. भोजन के पश्चात एक चम्मच सौंफ का सेवन स्वास्थ्य के लिए बहुत ही लाभकारी है।
31. वृद्धावस्था में अर्थात 60 से अधिक की उम्र में भोजन अल्प मात्रा में ही करना चाहिए ।
32. मैदे से बनी हुई चीजों का सेवन करना स्वास्थ्य के लिए हानिकारक है इसलिए मैदे से बने हुए व्यंजन यथा संभव कम उपयोग किए जाएं तो स्वास्थ्य के लिए अच्छा रहता है।
33. रात्रि के समय बहुत परिश्रम वाला कार्य कभी नहीं करना चाहिए इससे स्वास्थ्य पर बुरा प्रभाव पड़ता है।

ऊपर वर्णित किए गए सारे नियम व्यक्ति को स्वस्थ रखने के लिए उपयोगी है। नियम के अनुकूल जीवन बिताने वाले व्यक्ति का स्वास्थ्य अपेक्षाकृत ज्यादा अच्छा देखा गया है।

स्वास्थ्य स्वाध्याय

"हितकारी आहार का सेवन करने वाला, विचार पूर्वक काम करने वाला, काम क्रोध आदि विषयों में आसक्त नहीं रहने वाला, सत्य बोलने वाला, सहनशील स्वभाव वाला, समस्त दुखी जनों की सेवा करने वाला मनुष्य रोग रहित रहता है।"

ऐसा हमारे प्राचीन शास्त्रों में लिखा गया है।

सुख कारक काम करने वाले व्यक्ति,
नियंत्रित मन रखने वाला व्यक्ति,
शुद्ध हृदय एवं विवेकशील बुद्धि वाला व्यक्ति,योग एवं साधना में तल्लीन व्यक्ति कभी शारीरिक एवं मानसिक तनाव से नहीं गुजरता है। इसलिए वह स्वस्थ रहता है साथ ही दीर्घायु भी होता है।

" स्वास्थ्य सर्वोपरि संपदा है। "

संदर्भ(References)

1. निरोग धाम शीत ऋतु अंक--2004
2. Herbs that heals : Natural remedies for good health -H.K.Bakhru.
3. Natural Home Remedies For Common Ailments-- H.K.Bakhru
4. D.L.Van.Rooy.et al
   Emotional intelligence "A meta analysis investigation of productive validity and nomologicalnet " (Journal of vocational behaviour 2004).
5. N.S.Shitte et al
   Development and validation of a measure of Emotional intelligence (Personality and individual difference 1998)
6. IKIGAI (The Japanese secret of long and happy life) By Hector Garcia and Francesc Miralles .
7. पतंजलि योग प्रदीप - गीता प्रेस
8. कल्याण आरोग्य अंक- गीता प्रेस
9. सामान्य मनोविज्ञान - ए. के . सिंह
10. The social psychology of health .written by William D.Marelich and Jeff S.Er.

www.ingramcontent.com/pod-product-compliance
Lightning Source LLC
LaVergne TN
LVHW040423051026
849517LV00002B/445
9798893229912